W9-CBJ-630

THE HENRY G. FRIESEN INTERNATIONAL
PRIZE IN HEALTH RESEARCH

PRIX INTERNATIONAL DE LA
RECHERCHE EN SANTÉ HENRY G. FRIESEN

BRAIN DISEASE: HEALTH RESEARCH POLICY FOR THE PUBLIC GOOD

JOSEPH B. MARTIN, MD, PHD
Chair of Harvard NeuroDiscovery
Center and Immediate past Dean
of the Harvard Medical School

THE INFINITE HORIZON OF HEALTH RESEARCH: IS CANADA VISIBLE?

JOHN R. EVANS
CC, O ONT, MD, LLD

MALADIES DU CERVEAU : DES POLITIQUES DE RECHERCHE EN SANTÉ DANS L'INTÉRÊT PUBLIC

JOSEPH B. MARTIN, MD, PHD
Président, Harvard NeuroDiscovry
Center, et doyen sortant, Harvard
Medical School

L'HORIZON INFINI DE LA RECHERCHE EN SANTÉ : LE CANADA, EST-IL VISIBLE?

JOHN R. EVANS
CC, O ONT, MD, LLD

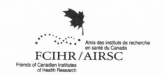

Amis des instituts de recherche
en santé du Canada

FCIHR/AIRSC

Friends of Canadian Institutes
of Health Research

Editor/ Révision: Anthony Luengo

Designer/Graphisme: Willem Hart

Printed in Canada by/Imprimé au Canada par: Coach House Printing

Library and Archives Canada Cataloguing in Publication
Martin, Joseph B., 1938-
The Henry G. Friesen International Prize lectures 1 & 2 / Joseph B. Martin, John R. Evans ; translator, Marine Armstrong. Text in English and French.
ISBN 978-0-9809065-0-9

1. Health – Research – Canada. 2. Medicine – Research – Canada.
3. Brain – Diseases – Research. 4. Brain – Degeneration – Research.
I. Evans, John R., 1929- II. Friends of Canadian Institutes of Health Research
III. Title.

R852.M37 2008   610.72'071   C2008-900471-XE

Catalogage avant publication de Bibliothèque et Archives Canada
Martin, Joseph B., 1938-
The Henry G. Friesen International Prize lectures 1 & 2 / Joseph B. Martin, John R. Evans ; translator, Marine Armstrong. Texte en anglais et en français.
ISBN 978-0-9809065-0-9

1. Médecine – Recherche – Canada. 2. Santé – Recherche – Canada.
3. Cerveau – Dégénérescence – Recherche – Canada. 4. Cerveau – Maladies – Recherche – Canada. I. Evans, John R., 1929- II. Amis des Instituts de recherche en santé du Canada III. Titre.

R852.M37 2008   610.72'071   C2008-900471-XF

Our Sponsors

The Henry G. Friesen International Prize in Health Research acknowledges the important contributions of all sponsors and contributors to the award and all related programs and activities. Without these continuing contributions, this international recognition of Dr. Henry Friesen's distinguished leadership and vision would not be possible. Through their support of the prize, the following organizations encourage economic opportunity, public dialogue, and development of better public policy.

Canadian Academy of Health Sciences
Canadian Society of Biochemistry, Molecular & Cellular Biology*
Canadian Stroke Network
Canadian Foundation for Innovation
CBC Radio One
Concordia University

Diabetes Research and Treatment Centre*
Friends of CIHR*
The Gairdner Foundation
Galin Foundation
Genome Canada
Genome Quebec
Massey College, University of Toronto
McGill University, Faculty of Medicine
Rotman Family Foundation*
Royal Ottawa Health Care Group*
Rx & D
St. Boniface General Hospital Research Centre*
University of Manitoba
   Faculty of Medicine*
   Office of the President*
   Centre for the Advancement of Medicine
University of Montréal, Faculty of Medicine
University of Ottawa, Faculty of Medicine
University of Toronto, Faculty of Medicine

* multiyear commitment

Commanditaires

Le Prix international de la recherche en santé Henry G. Friesen reconnaît l'importance du soutien apporté par tous les commanditaires et contributeurs au prix et aux colloques et activités qui s'y rapportent. Sans ce soutien continu, la reconnaissance internationale de la vision et du leadership exceptionnel du Dr Henry Friesen ne serait pas possible. L'appui des organismes suivants stimule l'économie et favorise le dialogue et l'élaboration de meilleures politiques publiques.

Académie canadienne des sciences
    de la santé
Amis des IRSC*
CBC Radio One
Centre de recherche de l'Hôpital
    général Saint-Boniface*
Centre de recherche et de
    traitement pour le diabète
Fondation canadienne pour
    l'innovation
Galin Foundation

Génome Canada
Génome Québec
Massey College, Université de
    Toronto
Réseau canadien contre les
    accidents cérébrovasculaires
Rotman Family Foundation*
Rx & D
Services de santé Royal Ottawa*
Société Canadienne de Biochimie
    et de Biologie Moléculaire et
    Cellulaire*
The Gairdner Foundation
Université Concordia
Université du Manitoba
    Faculté de médecine*
    Bureau du président*
    Centre for the Advancement
    of Medicine
Université McGill, Faculté
    de médecine
Université de Montréal, Faculté
    de médecine
Université d'Ottawa, Faculté
    de médecine
Université de Toronto, Faculté
    de médecine

* engagement pluriannuel

Contents   Table des matières

Foreword

The Henry G. Friesen International Prize in Health Research was established by the Friends of CIHR in 2005 in recognition of Dr. Friesen's remarkable contributions to health research and health policy development in Canada. Dr. Friesen is known for two major achievements. For a start, he discovered the hormone Prolactin, necessary for normal reproduction. As well, he is responsible for creating Canada's largest health research agency, the Canadian Institutes of Health Research (CIHR).

The award is given annually to an accomplished speaker of international stature to lecture on a topic related to the advancement of health research and its evolving contributions to society. The overarching purpose of the Friesen Prize program is to raise the level of discourse in the broader community on the role of health-science research for our economic and social well-being. The prizewinners give public addresses and undertake institutional visits to major university centres across Canada. This is done in partnership with CBC Radio One, which broadcasts the talks on the program *Ideas* in order to engage a larger audience and ensure that the visionary insights of the Friesen Prize Laureates are made available to the public. The prizewinners are also invited to prepare a manuscript for publication. The first two have been compiled in this publication.

The inaugural Friesen International Prizewinner (2006), Dr. Joseph B. Martin, MD, PhD, is a neuroscientist and creative academic leader known for fostering health services models that enhance research and improve delivery and quality of health care worldwide. Dr. Martin, past Dean of Medicine, Harvard Medical School, is currently Chair of the Harvard NeuroDiscovery Center. His earlier research focused on hypothalamic regulation of pituitary hormone secretions with an application of neurochemical and molecular genetics to better understand the causes of brain disorders. The title of his lecture is "Brain Disease: Health Research Policy for the Public Good."

The second Friesen International Prizewinner (2007) is Dr. John R. Evans. He is Chair of MaRS Discovery District, Toronto, a not-for-profit corporation that brings together the academic, business, and scientific communities to facilitate the commercialization of academic science in Canada. Widely recognized as an educator, founder, president, chairman, and medical statesman, Dr. Evans has played a central role in Canada's health-research and innovation sectors over the past 25 years. His citation reads: "For his inspired leadership in medical education, health research and institutional development on the global stage." His lecture discusses "The Infinite Horizon of Health Research: Is Canada Visible?"

Acknowledgments

I would like to acknowledge the collaborative participation of the Canadian Academy of Health Sciences, particularly in the person of Dr. Paul Armstrong, its founding President, as well as Bernie Lucht, Executive Producer of CBC Radio One's *Ideas*, for their support of the Friesen Prize program.

I would also like to acknowledge the generous support of Master John Fraser, Massey College, University of Toronto, for his encouragement, guidance, and financial assistance in making this publication possible. Bernie Lucht and Paul Kennedy, host of CBC Radio One's *Ideas*, are also acknowledged for their contributions in the dissemination of the Friesen Lectures on radio and the preparation and sale of the interviews in CD format.

Cristina S. Castellvi of FCIHR provided valuable editorial assistance in developing this book.

Aubie Angel, MD, FRCPC, FCAHS, *President of Friends of CIHR,*
Senior Fellow, Massey College, University of Toronto

For further details about the Friesen International Prize in Health Research, Friesen Prizewinners, Friends of CIHR, and the Friesen Prize program, please visit our web site at www.fcihr.ca.

About Henry G. Friesen

A renowned and visionary medical scientist, Dr. Henry Friesen is a Canadian endocrinologist, credited with the discovery of human prolactin and for redefining medical research in Canada. Now a Distinguished Professor Emeritus of the University of Manitoba, Dr. Friesen was Professor and Head of the Department of Physiology and Professor of Medicine. As President of the former Medical Research Council of Canada, he brought together scholars, scientists, practitioners, governments, industry, and patient groups, and inspired the creation of the Canadian Institutes of Health Research. His integrity and selfless idealism attracted the support of thousands of advocates and admirers, both nationally and internationally. He fostered and nurtured the creation of Friends of CIHR.

Dr. Friesen was President of the National Cancer Institute of Canada and President of the Canadian Society for Clinical Investigation. He is the Past Founding Chair of Genome Canada. A Fellow of the Royal Society of Canada, Dr. Friesen was named an Officer of the Order of Canada in 1987 and promoted to Companion in 2001. That same year he was inducted into the Canadian Medical Hall of Fame and also was awarded the Gairdner Foundation Wightman Award. In 2004, he was awarded the Order of Manitoba. He holds eight Honorary Doctorates from Canadian universities. In 2005, FCIHR bestowed upon him the Distinguished Service Award in recognition of his unique accomplishments in Canadian health research and his qualities as a dedicated servant of humankind.

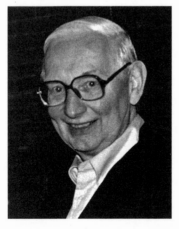

Lecture 1

BRAIN DISEASE:
HEALTH RESEARCH POLICY
FOR THE PUBLIC GOOD

JOSEPH B. MARTIN, MD, PHD

t is a great honour for me both personally and professionally to be associated with an award given to reflect the many contributions of my friend
and colleague Henry Friesen. There are many vignettes that are applicable
here, but I want in particular to emphasize how important Henry's friend-
ship and advice was in the formative stages of my research career at McGill
University.

After completing medical school at the University of Alberta and a residency
and fellowship in neurology and neuropathology at Case Western Reserve
University in Cleveland, I found my research interests, developed through
some remarkable experiences with patients suffering from autonomic dysfunction, turning toward the brain regulation of the autonomic nervous
system and the emerging field of neuroendocrinology. After exploring several opportunities, I had the good fortune to meet Seymour Reichlin, who
headed the Endocrine Unit at the University of Rochester. With his advice,
I registered as a graduate student and went on to complete studies toward a
PhD degree in anatomy. In those days, sensitive, specific radioimmunoassay
measurements made possible the sequential measurements of hormones
in very small quantities of blood. Much of my graduate work focused on
developments in this emerging new technology.

I arrived at the Montreal General Hospital (MGH) in June, 1970 with an
MRC scholarship and research support to pursue the hypothalamic regulation of growth hormone secretion. To my great dismay, Charles Hollenberg,
who, together with Carl Goresky, had recruited me to become a member of
the McGill University Clinic at the MGH North, announced his imminent
departure to Toronto. The endocrine group at the MGH was not strong in
laboratory work, so I sought out Henry Friesen to establish research connections with him and with John Beck at the Royal Victoria Hospital. Henry
graciously took on the responsibility to welcome me to his research group, and
within a short time we were collaborating together on the role of neurophysin
in vasopressin secretion. I provided rat physiological models, Henry's group
provided the measurements, and we published several papers together.[1, 2] I
was very grateful to him for providing intellectual guidance at a stage of my
career when development of a physician-scientist meant time to think about
research and friends to talk to about it. Henry was focused, of course, on his
great contributions to prolactin research: identifying and sequencing the

hormone, developing radioimmunoassays in the human, and establishing some of the earliest clinical trials on prolactin suppression with bromocriptine. These enormous contributions led to his receiving many awards, among the most important, the Gairdner International Medical Research Award.

That extension of his research also became a critical component of my own scientific experience as we embarked with George Tolis and Sam Lal on some early studies of the pharmacological regulation of the hormone in humans. [3] So I had the remarkable combination of protection of my time from an overload of clinical neurology work, by Don Baxter and my colleagues in the Division of Neurology at the MGH, and an opportunity to expand my research traction into both basic science areas and clinical research. I believe that these early experiences were seminal in my turning later to the emerging opportunities in neurogenetics.

It has been an immense pleasure to follow Henry's rapid ascent into the governance and administrative challenges of Canada's national research enterprise, and to have the privilege at regular intervals to work with him as he created the new structures and enhanced the visibility and recognition of Canadian research by forging new linkages to the private sector and industry, and creating new vehicles to work with provincial universities to strengthen the research infrastructure.

The health-care burden of brain diseases

I want to turn now to the subject of the Friesen Lecture. Brain diseases, those described classically as neurological disorders and those biological disorders now recognized among psychiatric disorders, represent an enormous ongoing health-care burden in an aging population. The ten brain diseases with major impact on health care are the following:

- Stroke
- Alzheimer's disease
- Parkinson's disease
- Head injury
- Depression
- Brain tumors
- Autism
- Schizophrenia
- Addiction
- Multiple sclerosis

The neurodegenerative disorders, chronic and progressive, are characterized by selective and symmetric loss of neurons in motor, sensory, or cognitive systems. The patterns of cell loss and disease-specific cellular markers aid in classification: senile plaques, neurofibrillary tangles, neuronal loss, and acetylcholine deficiency define Alzheimer's disease; Lewy bodies and dopamine depletion characterize Parkinson's disease; cellular inclusions and swollen motor axons preceding cell loss are typical in amyotrophic lateral sclerosis (Lou Gehrig's disease); and loss of medium-sized spiny neurons in the basal ganglia – particularly the caudate and putamen nuclei – are features of Huntington's disease.

In psychiatric disorders, notably schizophrenia, patterns of inheritance, morphologic and neurochemical changes, and response to selective categories of drugs also imply brain disorders that are now recognized to have a progressive deteriorating course with loss of brain tissue, which many investigators label as "neurodegenerative" (Table 1). Other biological disorders such as manic-depressive disorder (or bipolar disorder), autism, addiction, and attention-deficit disorder claim victims whose lives sadly are compromised by the disability they experience.

Table 1. **Common neurodegenerative disorders**

DISEASE	NUMBER OF AMERICAN PATIENTS	REMARKS
Lou Gehrig's disease (ALS)	15,000	Motor neuron disease
Prion disease, including BSE (Bovine Spongiform Encephalopathy, or mad cow disease)	≈ 400 (Creutzfeldt-Jakob disease)	About 175 cases from cows (Numbers may rise in UK.)
Alzheimer's disease	4,000,000	Incidence is one in three by age 85
Parkinson's disease	500,000	L-dopa does not stop the disease
Frontotemporal dementia (FTD)	≈ 30,000	Includes Pick's disease
Huntington's chorea	10,000	DNA Triplet repeat disorder

It can be estimated that in Canada, based on population comparison, there are one tenth these numbers.

Statistics show that nervous and mental disorders account for eight of the top ten leading causes of years of disability in developed countries. And the prevalence of these disorders in developing countries also contributes substantially to the detriment of the societies involved.

Mendelian inheritance can be demonstrated in many of these disorders (Table 2). In some, such as Huntington's disease, a family history of the disease can be ascertained in almost every case, whereas in others, such as Alzheimer's disease, Parkinson's disease, and amyotrophic lateral sclerosis, about 1-10% of cases are inherited, often as autosomal dominant traits.

Table 2. **Protein aggregates in neurodegenerative diseases**

DISEASE	PROTEIN DEPOSITS	MUTANT GENE IN FAMILIAL DISEASE
Prion disease	PrP amyloid plaques	PrP
Alzheimer's disease	Aβ amyloid plaques	APP, PS1, PS2
Parkinson's disease	α-synuclein in Lewy bodies	α-synuclein, parkin
Frontotemporal dementia	Fibrils	Tau
Huntington's chorea	Huntingtin in nuclear aggregates	HD

On the other hand, genetic patterns in the psychiatric disorders imply polygenic causes. In schizophrenia, several genetic modifications (polymorphisms in DNA of specific genes) have been associated with the illness, but none alone appears capable of causing the full-blown disorder. Family histories show strong inheritable features in bipolar disorder, but no definitive candidate genes have been reported.

The development of neurogenetics at Harvard Medical School

In 1980, the neurology department at the Massachusetts General Hospital (MGH South) was awarded an NIH-sponsored Center without Walls to investigate Huntington's disease. A broad research agenda was developed through a close collaboration with Boston University Medical School, where many of the patients with Huntington's disease were cared for; and in partnership with Dr. Nancy Wexler, who had established the Hereditary Disease Foundation with her father, Milton, after her mother succumbed to the disease. Three years later, Jim Gusella, a Canadian who had been a graduate student with David Houseman at MIT, found the first chromosomal DNA polymorphism on the short arm of chromosome 4.[4,5] Jim had joined the neurology department at the MGH soon after the Center was established, arriving with a passion for seeking genetic causes of human diseases. Ten years later, the gene for HD was discovered through an international consortium led by Nancy Wexler and Jim Gusella, and for the first time it was possible to make definitive genetic diagnoses in HD patients and to predict the emergence of the disease in family members who were not yet symptomatic.[6,7,8]

The genetic disorder was categorized by DNA triplet repeats involving the nucleotides CAG, which encode for the amino acid glutamine. This achievement documented for the first time the powerful approach of linkage analysis of genetic disorders in affected families where no prior clue existed for the protein abnormality. The abnormal elongated huntingtin protein became the focus of intensive investigation into mechanisms of neuronal cell death characteristic of the disease, and to development of animal models to explore pathogenesis of cell death and to explore promising new treatments. Subsequently under Jim Gusella's leadership, the MGH became the flagship institution in the development of the field of neurogenetics, with subsequent discoveries in the genetics behind Alzheimer's disease, type 2 neurofibromatosis, tuberous sclerosis, familial dysautonomia, amyotrophic lateral sclerosis, and a number of neuromuscular disorders made by Dr. Peter St George-Hyslop, now at the University of Toronto; Dr. Guy Rouleau, at McGill; and Drs. Marcy MacDonald, Rudi Tanzi, Robert Brown, Xandra Breakefield, and Susan Slaugenhaupt, all on the faculty at MGH and Harvard Medical School.[9]

Emerging health-care implications of the neurodegenerative disorders
Alzheimer's, Parkinson's, Lou Gehrig's, Huntington's, and other brain diseases consume over $300 billion in annual health-care costs and loss of productivity in the United States. This represents approximately 20% of the $1.6 trillion spent in health care annually. As the population ages, these devastating diseases will become more prevalent and destroy lives and impact heavily on families that are involved.

Alzheimer's disease
It was exactly 100 years ago, in November of 1906, that Alois Alzheimer described the clinical and pathological changes in a 51-year-old woman,

Auguste D., who died after developing rapidly progressive dementia with deterioration in a range of mental competencies associated with paranoia, confusion, disorientation, severe memory loss, and difficulty in understanding language. Alzheimer wrote that the patient

had as initial prominent presentation jealousy against the husband. Soon, a rapidly progressive weakness of memory became noticeable. She was unable to find herself oriented about her apartment. She moved objects from one place to the other, hid them; at times she believed one intended to murder her and she began to shout loudly....She was completely disoriented as to time and place. Occasionally, she remarked that she did not understand anything any more, that she was at a complete loss. The physician she greeted like a visitor and excused herself that she had not completed her work. Before long she shouted loudly that he wanted to cut her or she sends him away incensed with remarks which indicate that she is concerned about him regarding her female honour. At times, she is delirious, moves her bed around, calls for her husband and daughter, and appears to have auditory hallucinations.

Her ability to observe is severely disturbed. If one shows objects to her, she names these usually correctly, but immediately thereafter she has forgotten everything. When reading, she drifts from one line to another, reads by spelling or with senseless intonation; when writing, she repeats individual syllables repeatedly, drops others, and bogs down rather quickly. When speaking, she often uses phrases of embarrassment, some paraphasic expressions (*creamer* instead of *cup*), sometimes she gets stuck (in speaking). Some questions she obviously does not understand. She does not comprehend anymore the usage of certain objects. The neurological examination except for mental status was unrevealing of a focal neurological deficit. Her gait is undisturbed; she uses her hands equally well. The patellar reflexes are present. The pupils react.[10]

Although this case is unusual in its early age of onset, it is now recognized that between 2 and 5% of patients with Alzheimer's have an autosomal dominant inherited pattern now linked to mutations in several genes. The risk of Alzheimer's disease rises sharply with advance in age. According to Brookmeyer[11], the prevalence of Alzheimer's disease at age 75 is 4.3%, at age 80 is 8.5%, and at age 90 is 28.5%. Other estimates have predicted symptoms of dementia or minimal cognitive decline in over 50% of individuals over the age of 85 years.

Approximately 360,000 new cases are diagnosed each year in the United States. By 2050, approximately 10 million cases are predicted in the United

States. In Canada, it can be estimated that there are approximately 500,000 patients with symptoms of the disorder. There is a compelling need to find ways to prevent Alzheimer's disease or to delay its onset or retard its progress. It is estimated that a delay in onset of five years will reduce the cost to society by nearly 50%.

Alzheimer, who published his paper in 1907, described senile plaques (which he called miliary bodies) and neurofibrillary tangles as the essential features of the condition that bears his name. The neurofibrils are visualized as paired helical filaments on electron microscopy. The senile (neuritic) plaques result from the accumulation of several proteins, the most predominant one being a 1-42 amino acid protein fragment, β-amyloid, which arises from a larger protein amyloid precursor protein (APP). The principal component of the neurofibrillary tangles is a protein tau (Table 3).

Table 3. **Neuropathology of Alzheimer's disease**
- Neuronal neurofibrillary tangles (paired helical filaments, PHF) – hyperphosphorylated tau (microtubular protein)
- Senile plaques (neuritic plaques)
    - Amyloid core
    - Inflammation
    - Neurite degeneration

The relationship between plaques and tangles remains an enigma, and proponents can be found for each playing the dominant role in the early pathogenesis of the synaptic damage and neuronal loss associated with Alzheimer's.

Progress in understanding the pathogenesis of Alzheimer's disease was slow until the mid-1980s, when studies of older patients with Down's syndrome (trisomy 21) revealed that they had neurofibrillary tangles and senile plaques identical to those of Alzheimer's. These data, together with the discovery that the gene for APP was also present on chromosome 21, suggested that extra copies of the gene could induce the full pathologic spectrum of Alzheimer's disease. Biochemical studies of the amyloid-staining deposits in senile plaques and in small blood vessels of the cerebral cortex were found to contain β-amyloid, which was successfully purified from tissue and the amino acid sequence determined.

Single-gene mutations in the amyloid precursor protein and in the presenilins have now been documented in families worldwide. In addition, a powerful risk factor is apolipoprotein type E4, which when present in either the heterozygote or homozygote state advances the onset of the disease in susceptible individuals by up to a decade or more.

The differential diagnosis of late-life onset dementia includes vascular or multi-infarct dementia, Parkinson's disease with dementia, dementia with Lewy bodies, and, in rare instances, Creutzfeldt-Jacob disease, a prion disorder (to be described later).

Biochemical studies of Alzheimer's brains demonstrate a defect of acetylcholine concentration in the cerebral cortex and hippocampus. This is associated with a dropout of neuronal cell bodies deep in the brain that manufacture acetylcholine and transport it to regions of the cerebral cortex. Resulting defects in synaptic connectivity and function arise. To date, the only approved drugs for Alzheimer's disease provide their marginal benefits by inhibiting the breakdown of acetylcholine and thereby modestly increasing its concentration in the brain. The toxicity to brain cells arising in Alzheimer's disease is convincingly shown to be due to the effects of the A-ß 1-42 peptide, which, when formed in excessive amounts, causes aggregation first into fibrils then into clumps of the protein that form fully developed neuritic plaques. Abnormal cleavage of the amyloid precursor protein leads to increased levels of the peptide in each of the dominantly inherited diseases caused by mutations in the amyloid protein and the presenilins.

The amyloid cascade hypothesis is believed by most investigators to play a critical role in all features of Alzheimer's disease, both pathologic and clinical. The basis of this is that:

- many different genetic causes lead to a single pathologic endpoint, namely the deposition of A-β in the brain
- A-β has been shown in a variety of experiments to be toxic to the brain when aggregated into fibrils
- there is a good correlation (in most but not all studies) between the amount of A-β in the brain and dementia

However, as mentioned earlier, the link between plaques and neurofibrillary tangles remains unclear.[12] Mutations of the tau protein also result in neurological disorders, but the patterns of brain involvement are different from Alzheimer's disease (see Table 1, on page 15).

Alzheimer's disease is the prototype of what is now recognized, in each of these neurodegenerative disorders, to be a pathologic characteristic, namely the presence of protein/protein aggregation within neurons or within the substance of the brain.

(An excellent recent summary of current developments in Alzheimer's disease is published in *Nature Medicine*.[13])

Development of novel approaches for treatment of Alzheimer's disease

Two enzymes, β-secretase (BACE) and γ-secretase, are important in the cleavage of the amyloid precursor protein to form β-amyloid. Theoretically then, inhibitors of either of these enzymes might be effective in preventing the abnormal accumulation of the A-β peptide.

The most promising studies to date have been with γ-secretase inhibitors, many chemical forms of which have been crafted and synthesized. The drugs have been shown to be effective in transgenic animal models of the disease, and early clinical trials have been initiated. A serious problem is the close metabolic activity of the γ-secretase complex with the Notch pathway critical for brain development. Potential toxicity of secretase inhibitors has not been ruled out.

A second promising area of investigation into the treatment of Alzheimer's has been the development of immunologic approaches through vaccination with the β-amyloid peptide. Initial studies showed great promise in mice with transgenes for Alzheimer's. Unfortunately, when administered to human subjects, the immunologic reactivity induced by the peptide caused, in a small subset of cases, an inflammatory encephalitic process, which led to early termination of the early clinical trials. A favorable outcome of these experiments is the demonstration in one case of a remarkable removal of A-β from the brain. New approaches that take a similar tack are currently under investigation in clinical trials using smaller fragments of the 1-42 peptide for immunization, and in other studies by the administration of preparations of humanized monoclonal antibodies, in each case hoping to alleviate some of the non-specific immunological reactions observed.

Another area of promise comes from recent studies of brain imaging, which demonstrate the possibility of assessing the accumulation of β-amyloid in the brain. A research group in Pittsburgh has developed the "Pittsburgh compound," which allows in vivo brain imaging by positron emission tomography of the regional distribution of β-amyloid in the brain.[14] Early reports of the compound's efficacy show promise for detecting amyloid deposits prior to the emergence of symptoms, providing hope for a method to assess efficacy of new treatments in preventing or delaying the disease. Such technology will almost assuredly in the future lead to new tools to investigate the efficacy of drugs that might retard the deposition of the abnormal protein.

A clinical trial with intravenous immunoglobulin (IvIg) has been initiated by investigators at Cornell University Medical School. Of importance in this regard is the finding that plasma from unaffected persons contains antibodies to ß-amyloid.

Another promising recent development from Peter St. George-Hyslop's group in Toronto is the finding that an oral agent, cyclohexanehexol, retards fibrillar aggregation of β-amyloid in a transgenic mouse model of Alzheimer's. These findings support the notion that oligomers of the fibrils are critical to both the cognitive and pathological features of the disease.[15]

Parkinson's disease

Parkinson's disease is the second most common neurodegenerative disorder after Alzheimer's disease, with a prevalence of 2% among people over the age of 65 years. The characteristic symptoms of rigidity, bradykinesia, and tremor are associated with loss of neuronal cells in the substantia nigra, which is accompanied by depletion of dopamine in the striatum. Large intracytoplasmic inclusions called Lewy bodies are the pathological hallmark of the disease, occurring predominantly in the melanin-containing dopaminergic neurons of the substantia nigra, but also affecting other brain stem regions such as the vagal nerve nuclei and the locus coeruleus. Linkage data in a subgroup of families with autosomal dominant Parkinson's disease identified a disease locus on chromosome $4q_{21\text{-}23}$ and mutations in the gene for a synaptic protein $\propto$-synuclein.

In patients with both inherited and sporadic Parkinson's disease, the Lewy bodies contain $\propto$-synuclein, ubiquitin, and proteasomal subunits. Mutations in several other genes that encode for other proteins have been identified, and it is estimated that at least a dozen different genetic causes can lead to the hallmark of dopamine depletion and symptoms of Parkinson's disease. An autosomal recessive form, first described in Japan, involves a protein called parkin. Another protein, ubiquitin carboxy-terminal hydrolase, has also been reported to cause familial Parkinson's disease. These mutations are hypothesized to lead to aberrations in the proteolytic pathway associated with the ubiguitin-proteasome function of the cell. In most but not all genetic cases, there is aggregation of proteins as Lewy bodies. In another common condition, diffuse Lewy body disease (also called Lewy body dementia), Lewy bodies are widely distributed in cortical neurons. The Lewy bodies in this condition are identical biochemically to those in sporadic or inherited Parkinson's disease, but the pattern of distribution in the brain is strikingly different.

The defects in Parkinson's disease have been mimicked in experimental animal models. Particularly noteworthy has been the expression of the gene for $\propto$-synuclein in the fruit fly drosophila. Although the fruit fly does not normally have a gene analogous to $\propto$-synuclein, neural structures do contain dopamine neurons, which in the transgenic fly are affected when either the normal or mutated gene is introduced. These flies show motor abnormalities and die prematurely. They are now being used in the biotech industry to screen for drugs that might interfere with the deposition of α–synuclein in dopamine containing neurons.

Important recent epidemiological studies implicate exposure to pesticides as a significant risk factor for the development of Parkinson's disease.[16] The selective dopaminergic toxicity of retonone and other pesticides has been demonstrated in experimental studies. No relation of Parkinson's with exposure to asbestos, chemical/acids/solvents, coal or stone dust, or eight other occupational exposures was found.

Huntington's disease

Huntington's disease is an autosomal dominant disorder with high penetrance. The average age of onset is 35 years, with progression to death in 17-20 years. The predominant symptoms and signs are chorea and progressive dementia, ending in rigidity and total incapacity. As noted above, the genetic abnormality is due to an expanded CAG repeat in the coding region of the gene on chromosome 4, resulting in an expanded polyglutamine track in the protein. These proteins are expressed ubiquitously throughout the body and brain. An expansion from a normal range of the CAG repeat of 7-35 to greater than 40 is invariably associated with manifestations of the disease. A juvenile form of the disease, commonly inherited from the father, may have onset as early as 2-3 years of age. The characteristic clinical findings in Huntington's disease are progressive chorea and dementia, caused by severe neuronal loss, initially in the neostriatum and later in the cerebral cortex.

The brains of both humans with Huntington's disease, and transgenic mice with increased numbers of CAG repeats, have intranuclear inclusions of huntingtin and other components of the proteasome complex, which match the regions of brain where neuronal loss is most extensive. The neurons affected in the striatum are medium-sized spiny cells that receive the predominant input from the cerebral cortex. Interestingly, small intraneuronal aspiny cells that contain somatostatin are selectively spared.[17]

Current controversy surrounds whether the nuclear inclusions are toxic or, in fact, are a mechanism of protection by segregating the abnormal protein, huntingtin, away from other components of the cell.

Genetic testing for Huntington's disease is now possible and widely available. [8] The test is very reliable in confirming the diagnosis and can also be applied to family members who are unaffected or pre-symptomatic. Interestingly, the utility of the gene test depends upon the status of the insurance for the individual. In Canada, up to 25% of pre-symptomatic individuals have sought testing, providing information that permits them to make appropriate planning within their family . In contrast, in the United States, where universal health care does not exist, the risks of losing insurability following pre-symptomatic testing has resulted in much less application of the test, in the range of only a few percent.

Amyotrophic lateral sclerosis, or Lou Gehrig's disease

Amyotrophic lateral sclerosis, or Lou Gehrig's disease, is a disorder that affects motor neurons in the brain and spinal cord. Motor neurons arise in the motor cortex of the cerebral hemispheres and pass through the brain stem and spinal cord to terminate upon lower motor neurons which innervate the muscles. Normal motor neurons are among the longest in the nervous system and are capable of surviving more than 100 years.

Amyotrophic lateral sclerosis usually begins in the fifth and sixth decades of life. In a typical patient, muscles innervated by both brain stem and spinal cord atrophy as lower motor neurons die, although those that control eye movements and bowel and bladder function are spared. The illness is usually sporadic, but in 1-10% of patients it is familial, inherited as an autosomal dominant trait. The inherited and sporadic forms are indistinguishable clinically. In both forms, the prognosis is grave, with death occurring in three to five years in 95% of patients. Neuropathological studies show loss of motor neurons throughout the neuraxis. The death of neurons is preceded by perikaryal shrinkage, the formation of webs of ubiqutin-positive threads, and axonal swellings.

The cause of motor-neuron loss in amyotrophic lateral sclerosis remains unknown, but a subgroup of patients with the familial form (about 20%) have mutations in the superoxide dismutase type 1 (SOD1) gene on chromosome 21, which encodes a protein involved in the regulation of intracellular free radicals. In transgenic mice with such mutations, motor neurons die.

Transgenic animal models of the SOD1 gene have been widely used to explore for new drugs and chemicals that might be applied to humans. Although some have been effective in animals, none has been discovered to be useful in humans.

Prion disorders

Of particular relevance to Canada at this time are those disorders referred to as the prion disorders, which have been shown to affect cows in the form of bovine spongiform encephalopathy (mad cow disease), and now also known to affect the wild game population as chronic wasting disease in elk and deer (and, rarely, in moose). The prion protein is a normal component of the brain. It is a membrane bound protein encoded by a gene on chromosome 22, which has been shown to be the principal component of the neurodegeneration in Creutzfeldt-Jakob disease (which has a rare sporadic occurrence of about 1 in a million). In Europe, the abnormal prion protein consumed in affected beef has given rise to so-called "variant" Creutzfeldt-Jakob disease, which has claimed the lives of approximately 175 people, mainly in England. No cases of variant Creutzfeld-Jakob disease have been described in Canada to my knowledge. One or two instances of the disease in the United States have been associated with patients who have lived for a time in Britain, where they might have ingested beef contaminated with nutrients that arose originally, it is believed, from scrapie-infected sheep.

In addition to occurring sporadically, the prion disorders are clearly infectious; that is, they may be transmitted by tissue transplantation, pituitary-derived growth hormone administration (no longer a problem with recombinant hormone), or by oral ingestion. Mutations in the gene that encodes for the prion protein are inheritable. A large number of different mutations have been described, with a range of clinical features that distinguish variants of the condition. The pathologic features of these disorders are spongiform degeneration within the structures of the brain, accompanied by symptoms of rapid deterioration in intellect, and motor dysfunction, frequently associated with muscle jerks or myoclonus.

The biological importance of the agent is the hypothesis proposed by Stanley Prusiner that the infectious agent, the prion, is only a protein, and that infectivity does not require any associated nucleic acid material in the form of either DNA or RNA. Prusiner hypothesizes that the prion protein can aggregate into a self-replicating aberrant structure that forms a nidus for further accumulation of the protein into toxic fibrils that cause neuronal cell death. The normal function of the prion protein remains enigmatic, but its attachment to membranes and cellular location suggests a role in synaptic maintenance of plasticity (see the review by Wilson for current issues regarding prion diseases[18]).

Great insight into the mechanism of disease caused by these proteins (β-amyloid, huntingtin, ∝-synuclein, prions) has come from examining experimental model systems in other species. The presence of similar proteins in yeast has provided a powerful mechanism to screen for agents that might benefit patients.

Schizophrenia

The prevalence of schizophrenia by recent estimates ranges for 5-10 per thousand individuals and is similar in populations worldwide. The annual incidence of newly diagnosed cases ranges from one to five per 1000 population. Twin studies support the proposition that there is about a 50% genetic contribution to the likelihood of developing the disorder. The occurrence of neurological findings, such as abnormal saccadic eye movements that may predate symptoms, the documentation of cerebral changes with focal atrophy on MRI, and studies showing functional deficits on fMRI and PET lead to the uncontested supposition that the disorder has an "organic" basis.

Professor David A. Lewis in a preface to a recent publication on schizophrenia writes that the World Health Organization reports that schizophrenia is the fifth leading cause of disability and premature mortality among all medical disorders in market economies.[19]

The genomic era facilitated search for genes that might increase susceptibility. Among these, now shown in several population studies, are polymorphisms and haplotype variations in Neuregulin 1, a gene on chromosome 8 that encodes for a protein concentrated in synaptic regions and known to be important during development of brain connectivity.[20, 21] Other genes have been less well established, but every indication to date is that schizophrenia is a syndrome of many differing etiologies and is likely polygenic rather than monogenic.

Scientific advances to elucidate brain function in health and disease

I should like now to describe several generic areas of research that will have profound implications for elucidating brain disease and identifying promising areas for development of treatments. These approaches will enable new conceptualizations of treatment possibilities by modifying our classic appreciation of mechanisms of disease. Some already show great promise for future approaches to management and treatment of these devastating diseases.

Brain plasticity

Recent studies have shown that the adult brain is surprisingly capable of regenerative reorganization and modification. This area of investigation reveals that neural stem cells continue to develop in the adult brain even in humans, and that their migration to regions of the brain might participate in regenerative capacity. Even in advanced Alzheimer's disease, there is evidence of such plasticity, suggesting that there may be continuing efforts at restoration of structure and function. Plasticity is best examined in experimental situations under paradigms of the learning experience where it has been shown to come about by changes in synaptic shape and density. For example, the regeneration after injury to the brain following stroke is now known to be greater than had been appreciated, with remarkable recoveries in motor function and language occurring in some patients. Striking zones of neurological recovery have been demonstrated in such patients using functional MRI (fMRI).

Stem cells

The topic of stem cells has enormous political, religious, and scientific ramifications. From the scientific perspective, stem cells show the potential to develop into a broad range of tissue and cellular types, and have potential therefore to be used in therapy to replace damaged tissues or to replace chemicals in the brain, as in Parkinson's disease. Scientists have been aware for some time that tissue regeneration occurs continuously in certain organs, and that cells capable of forming new tissue can be identified in these organs. And, as mentioned, similar evidence now points to the possibility that neuronal stem cells exist even in the adult. However, recent studies in the human brain indicate that new neurons are only developed in the olfactory system and hippocampus. These studies dispute earlier claims that migrations of newly formed cells from ventricular zones to the cerebral cortex can occur in the fully mature brain.[22]

The argument for regenerative medicine, a term commonly given to the field of stem cell research, is that an aging population with its increasing likelihood of chronic organ failure, as well as the disability and the societal health costs involved, urge exploration of the potential for treating disorders that so far have been refractory to traditional drug development. Hence, stem cell technology has been advocated as replacement for tissues as a method to study the early events of tissue specification and to serve as reagents for drug screens of a conventional type. Furthermore, if stem cells can be derived from individuals with genetic diseases, it might provide a mechanism to explore reagents to study the disease pathogenesis and thereby seek new approaches to therapeutic targets.

Countries around the world vary widely in adopting policies regarding stem cell research and, unfortunately, widely ranging legislation has emerged. England, Sweden, and Singapore have moved adroitly to finance and support work with stem cells, whereas the United States has adopted a federal policy limiting the use of federal support in such studies.[23] We have been fortunate in Massachusetts, where the legislature has provided encouragement and permission to pursue such studies at the Harvard Stem Cell Research Institute.

Animal models of disease

Implicit in the discussion of the neurodegenerative disorders has been the potential power of the use of animal models of disease, ranging from yeast to mouse, for understanding mechanisms of disease and for screening for potential drugs. I have already illustrated the power of these approaches in neurogenetic research. However, we have also experienced serious disappointments where animal models have failed to predict outcomes in subsequent primate studies.

Abnormal protein-protein aggregation causing neurodegeneration

Each of the conditions discussed is now known to be associated with the abnormal accumulation within brain cells or in the tissues surrounding the cells of proteins that aggregate to form toxic signatures of the devastating disorder. Recognition has grown of the importance of protein-degradation mechanisms through the ubiquitin-proteasome pathway. Experiments have shown that inhibition of this pathway in rats with abnormal protein accumulations in models of Parkinson's disease may have beneficial effects. Treatments aimed at preventing this accumulation are currently under way.[24]

Monitoring and modifying programmed cell death

The process of cell death, called apoptosis, has been extensively investigated. The variety of enzymatic changes which occur to induce suicide within damaged cells, particularly when they have developed defects in function, provides the potential for interrupting those processes in disease states. The caspases are enzymes first identified as cell death genes for programmed cell death in C. elegans. They are being extensively studied in animal models of Alzheimer's disease, Huntington's disease, and Lou Gehrigs disease. Inhibitors of caspases show promise in these animal models but have not to date reached clinical evaluation.

Evolutionary lessons from homologies between genes

It has become apparent that the presence of similar genes in differing members of the animal kingdom has permitted the development of studies in animals that permit appreciation of protein functions that would never have been possible in primates' models. As we have learned, even species that lack certain counterparts of human genes show deleterious effects of the mutant gene when it is introduced into their genomes. Particularly powerful models have been developed in C. elegans and drosophila.

Immunological and neurological relationships

The powerful relationships between the immune and nervous systems have been recently shown by studies of Carla Shatz and colleagues at Harvard Medical School, which show that the immunoglobulin molecules associated with the HLA complex that confer immunologic specificity also exist in the brain, and defects in them result in abnormal brain development.[25] These findings, together with the application of immune therapies to remove toxic materials from the brain, show powerful new directions for research.

Use of RNAi to modify disease phenotypes

With the disappointment that occurred with efforts in gene therapy, excitement in the field has now turned toward the innovation of treatments with small RNA molecules that allow individual gene functions to be intercepted. Current progress in this regard has led to studies on administration of RNAi specific agents and developing the methodology to target them to specific brain regions where gene interruption is desired. The early results are very promising. This work was the basis for the awarding of the Nobel Prize in Physiology or Medicine in 2006 to Craig Mello and Andrew Fire.

Future developments: Forming new linkages with the biotechnology and pharmaceutical industries

Let me begin by considering the current state of R & D funding for research of all types in developed countries. Subsequent to that, I will consider the current state of neuroscience research funding and make some suggestions regarding future strategic initiatives that may facilitate the development of new treatments to decrease the disease burden of neurological and mental disorders.

The data from the leading countries of the developed world regarding research expenditures provide some interesting insights into the importance placed upon R & D as a future vehicle for innovation and economic growth. The United States currently spends about $325 billion in R & D of all types. About one-third of this total ($100 billion) is in the broad category of the life sciences. Although a formidable contribution, if one factors out military R & D, the emphasis in the United States is turning away from growth in expenditures when compared with the growth in India and China (*The New York Times*, September 3, 2006).

In the countries of the G8, and in those of Scandinavia and Switzerland, R & D expenditures, calculated as a percentage of total GDP, show that the United States ranks behind Sweden, Finland, Japan, Switzerland, Iceland, and South Korea. Although precise numbers are not available for Canada, it is likely to be even lower than these countries.

Hamilton Moses of the Alerion Institute has provided a snapshot of current life sciences research in the United States.[26] He estimates that the disease burden from neurologic degenerative diseases accounts for about 6% of spending on health-care services but 30% of the disability of all conditions due to loss of work productivity.

In the United States, funding for biomedical research comes from four principal sources: the federal government, state and local governments, private/not-for-profit foundations, and industry.

Total support for biomedical research in the US now approximates $100 billion annually, of which 50% now comes from industry sources. This accounts for about 7% of the $1.6 trillion health-care budget.

A further breakdown of the data indicates that in the United States 28% of biomedical research support comes from the NIH, 29% from pharmaceutical firms, 19% from biotech firms, 10% from medical device firms, and the remainder from other federal, state, local, or private funds (the last of these representing 3%).

A major issue currently is the shifting of funds in industry away from basic R & D discovery to clinical trials. Despite this enormous expenditure and the shift in pharmaceutical expenditures to clinical trials, the number of new drugs approved by the US Federal Drug Administration from 1998 to 2004 has shown little growth, most of which has been within the biotechnology sector. In 2004, pharmaceutical firms produced only 11 new drugs and biotech firms 20 new drugs[27].

A breakdown of the same distribution of expenditures in terms of neuroscience research shows that approximately 20% of the entire spending (that is, about $20 billion) has been directed toward neuroscience investigations, both basic and applied. Unfortunately, few advances have been made in the discovery of effective neurological agents in the past 15 years. This disappointment remains despite the fact that the human genome has been sequenced, the NIH budget has doubled over the past ten years, and the tools of interdisciplinary science have vastly improved. The pharmaceutical industry remains the most profitable industry in the world. The FDA process for approval is faster and more efficient than ever before. Then why is it true that fewer and fewer new medicines are approved each year? And why are there no approved drugs that modify the progression of Alzheimer's disease or Parkinson's disease?

A major growing concern is the funding gap between basic science research and the time when potential targets or drug candidates are recognized and introduced into clinical trials (Figure 1). There is much greater resistance on the part of companies to investing in university-laboratory research because the rewards are perceived to be few. In the past, industry used to aggressively capture discoveries made in academia and take them on at an early stage to further development. Currently, industry has become much more risk adverse, creating a gap in support.

Figure 1. **Industry has become much more risk-averse, creating a gap**

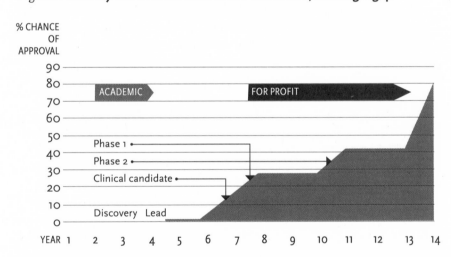

From Peter Lansbury, Laboratory of Drug Development, Harvard Center, in
Neurodegeneration for Neurodegeneration and Repair

What does the future promise?

This set of circumstances was behind the formation of the Harvard Center for Neurodegeneration and Repair (HCNR), now called the Harvard Neuro-Discovery Center (<http://www.neurodiscovery.harvard.edu>), which seeks to close the gap by educating emerging students and scientists about the potential for new therapeutic approaches. We have also taken the step to take early-stage drug discovery into our academic portfolio, establishing the Laboratory of Drug Discovery in Neurodegeneration (LDDN) to take promising drug candidates to a stage of interest to the commercial sector, where they can be advanced to early clinical trials (Figure 1). Several candidates for Alzheimer's disease and Parkinson's disease have been identified. Commercial links have been made and a new company, Link Medicine, is being established with private funding. A disease-modifying drug for Alzheimer's disease that is given at the time of diagnosis, for example, could reduce the prevalence of debilitating Alzheimer's. This effect would have an enormous public-health benefit. The same drug given prior to the onset of symptoms could help prevent symptoms from ever appearing during the normal life time of the individual (see www.hcnr.med.harvard.edu).

The HCNR grew out of the success of the Dana-Farber Harvard Cancer Center, which united basic cancer research across the entire Harvard Medical Community of over 750 investigators and five major research hospitals. With support from the National Cancer Institute, the HCNR has become the vehicle for rapid expansion of clinical trials. The Cancer Center has been successful in attracting funding for seven SPORE grants for specialized projects of research excellence focusing on the major cancers.

It is my understanding that the reorganization of the Canadian Institutes of Health, which was strategized so successfully by Henry Friesen, has provided an exciting and effective new framework for neuroscience research, both basic and translational. The Institute of Neurosciences, Mental health and Addiction (INMHA), led by neuroscientist Remi Quirion, has approached the challenge with new training opportunities in interdisciplinary research and new centres of excellence for innovative discovery, and is working toward new inter-institutional collaborative networks that will move important discoveries along more quickly to translational clinical studies. [28] In the midst of these new developments, it is troublesome that the current position of the Government of Canada appears to be toward retrenchment regarding life sciences research rather than a bold commitment, as has been in evidence over the past five years.

In conclusion, looking toward the future, a summary of the points I've made include:

- Brain disease places an enormous burden on patients, families, and society.
- Few effective treatments have been developed despite major funding provisions, pharmaceutical efforts, and new approaches to science.
- There is danger in overemphasizing the opportunities because the problems of brain disease are so difficult.

How to proceed? The keys to success will lie in new approaches to interdisciplinary efforts combining the strengths of computational analysis, chemistry, and physics into interdisciplinary teams that are capable of transcending conventional boundaries and limitations of possible technology

Table 4. **Looking to the future: Therapies on the horizon?**

- Importance of collaboration and interdisciplinary work
- Finding ways to engage more basic scientists in solving biological problems
- Critical need for funding mechanisms to bridge the gap from scientific approaches to clinical investigation
- Need to redefine and relax dependence on intellectual property

Figure 2. **Our challenge: Bridging the development gap**

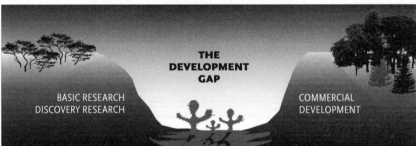

Source: The Office of Technology Development, Harvard University, 2006

- The development gap is the limiting factor in technology transfer.
- Technology is too early and investment entry points have moved further downstream.
- University technologies suffer from inadequate resources and expertise to advance sufficiently.
- Promising new technologies lie fallow and are never developed, or are transferred to industry prematurely.

In the world of the clinical neurosciences, I believe strongly that neurological and psychiatric research efforts must be conjoined through better education of our trainees regarding the brain sciences, and by sharing common methods of brain imaging, genomics, and modern molecular neuropathology. The next generation of students must be led to put aside the turf issues that currently separate the fields.[29]

We need to explore new mechanisms for joint funding of research projects with federal, philanthropic, and industry support. In particular, the problems that surround intellectual property ownership cause dismaying frustrations that limit progress or stall the sharing of important information.[30-33]

References
Note: The author acknowledges that the assembled reference list is not fully representative of the many outstanding contributions to this subject. A full list of citations would have made this presentation much too long.

1. Cheng KW, Friesen HG, Martin JB. Neurophysin in rats with hereditary hypothalamic diabetes insipidus (Brattleboro strain). Endocrinology 90:1055, 1972.
2. Cheng KW, Martin JB, Friesen HG. Studies of neurophysin release. Endocrinology 91:177, 1972
3. Martin JB, Lal S, Tolis G, Friesen HG. Inhibition by apomorphine of prolactin secretion in patients with elevated serum prolactin. J Clin Endocrinol Metab 39:180, 1974.
4. Gusella JF, Wexler NS, Conneally PM, Naylor SL, Anderson MA, Tanzi RE, Watkins PC, Ottina K, Wallace MR, Sakaguchi AY, Young AB, Shoulson I, Bonilla E, Martin JB. A polymorphic DNA marker genetically linked to Huntington's disease. Nature 306:234, 1983.
5. Martin JB. Molecular basis of the neurodegenerative disorders. N Engl J Med 340:25:1970, 1999.
6. Gusella JB and international collaboration. HD gene. Cell, 1993.
7. Martin JB, Gusella JF. Huntington's disease: pathogenesis and management. N Engl J Med 1986, 315: 1267-12-76.
8. Meissen GJ, Myers RH, Mastromauro CA, Koroshetz WJ, Klinger KW, Farrer LA, Watkins PA, Gusells JF, Bird ED, Martin JB. Predictive testing for Huntington's disease with use of a linked DNA marker. N Engl J Med 1988, 318:535-542.
9. Martin JB, ed. Molecular Neurology. Scientific American Press, New York, 1998.
10. Martin JB. The integration of neurology, psychiatry, and neuroscience in the 21st century. Am J of Psychiatry 159:5:695, 2002.
11. Brookmeyer R, Gray S, Kawas C. Projections of Alzheimer's Disease in the United States and the public health impact of delaying disease onset. American Journal of Public Health 88:9:1337, 1998.
12. Tanzi RE, Tangles and neurodegenerative disease – A surprising twist. N Engl J Med 353:17:1853, 2005.
13. Alzheimer's Disease. Nature Medicine 12:744, 2006.
14. Archer HA, Edison P, Brooks DJ, Barnes J, Frost C, Yeatman T, Fox NC, Rossor MN. Amyloid load and cerebral atrophy in Alzheimer's disease: An 11C-PIB positron emission study. Ann Neurol 60:145, 2006.
15. McLaurin J, et al. Cyclohexanehexol inhibitors of Aß aggregation prevent and reverse Alzheimer phenotype in a mouse model. Nature Medicine 12: 801, 2006.
16. Ascherio A, et al. Pesticide exposure and risk for Parkinson's disease. Ann Neurol 60:197, 2006.
17. Kowall NW, Ferrante RJ, Martin JB. Patterns of cell loss in Huntington's disease. Trends Neurosci 10:24, 1987.
18. Wilson J F. Why prion diseases are a mystery and why they matter. Annals of Int Med 143:774776, 2005.
19. The American Psychiatric Publishing Textbook of Schizophrenia, pp. 1-435, 2006.

20. Fischbach GD. Schizophrenia: signals from the other side. Nature Medicine 12:7:734, 2006.
21. Hahn C-G, et al. Altered neuregulin 1-erbB4 signaling contributes to NMDA receptor hypofunction in schizophrenia. Nature Med 12:824, 2006.
22. Rakic P. No more cortical neurons for you. Science 313: 928, 2006.
23. Mathews DJH. Integrity in international stem cell research collaborations. Science 313: 921922, 2006.
24. Beal F. The proteasomal inhibition model of Parkinson's disease. Ann Neurol 60:158, 2006.
25. Syken J, GrandePre T, Kanol P, Shatz C. PirB Restricts ocular-dominance plasticity in visual cortex. Science in Press (online) 10.1126/science.1128232, August 17, 2006.
26. Moses H. Personal communication.
27. Moses H, Martin, J.B. What should be done to improve the productivity of neurological research. Annals of Neurology, December 2006.
28. Quirion R. A Canadian experiment: the Institute of Neurosciences, Mental Health and Addiction. Trends in neuroscience 25: 268, 2002.
29. Coyle JT, Martin JB. For the optimal treatment of neuropsychiatric disorders: the rapprochement of neurology and psychiatry. Proceedings from the Josiah Macy Jr. Conference on The Convergence of Neuroscience, Behavioral Science, Neurology & Psychiatry, 2005.
30. Dauphinée D, Martin JB. Breaking down the walls: thoughts on the scholarship of integration. Acad Med 75:881, 2000.
31. Martin JB, Kasper DL. In whose best interest? Breaching the academic-industrial wall. N Engl J Med 343:1646, 2000.
32. Moses H, Martin JB. Academic relationships with industry – a new model for biomedical research. JAMA 285: 933, 2001.
33. Moses H, Braunwald E, Martin JB, Thier SO. Collaborating with industry – choices for the academic medical center. N Engl J Med 347(17): 1371, 2002.

BIOGRAPHY

Joseph B. Martin is Chair of the Harvard NeuroDiscovery Center and Caroline Shields Walker Professor of Neurobiology and Clinical Neuroscience. From 1997-2007, he was Dean of the Faculty of Medicine at Harvard University. Dr. Martin also served for four years as Dean of the School of Medicine at the University of California, San Francisco, and four years as the Chancellor of UCSF. During his tenure as Dean, he established the W.M. Keck Foundation Center for Integrative Neurosciences dedicated to combining studies of the brain and behaviour, the Gladstone Institute for Virology and Immunology dedicated to AIDS research, and began planning for a Comprehensive Cancer Center. As Chancellor there, he prepared a long-range development plan for the renewal of the campus, obtaining a commitment from the City of San Francisco to expand the UCSF Campus to a second major site in Mission Bay.

At Harvard, he helped establish, in 1999, the Dana-Farber/Harvard Cancer Center, an innovative collaboration which brings together seven Harvard-affiliated institutions intent on reducing the burden of cancer. In 2001, with the support of an anonymous donor, Dr. Martin formed the Harvard Center for Neurodegeneration and Repair, a virtual community of over 500 neurology and neuroscientist faculty and researchers working together on understanding the prevention, causes, and treatment of neurodegenerative diseases. In 2003, Dr. Martin dedicated Harvard Medical School's New Research Building. This 525,000 square foot structure, the largest building ever constructed at Harvard, is designed to cultivate scientific collaboration between the basic and clinical sciences.

Dr. Martin was born in Bassano, Alberta, Canada, in 1938. He received his premedical and medical education at the University of Alberta, Edmonton, earning an MD in 1962. He completed a residency in neurology in 1966 and a fellowship in neuropathology in 1967 at Case Western Reserve University in Cleveland, Ohio, and received his PhD in anatomy from the University of Rochester in 1971.

Lecture 2

THE INFINITE HORIZON OF HEALTH RESEARCH: IS CANADA VISIBLE?

JOHN R. EVANS,
CC, O ONT, MD, LLD

Like many of you, I have had the good fortune to be inspired by heroes at different stages in my career. For me they were Andy Lockhart, a high school teacher passionate about history; Dr. Ray Farquharson, a great physician and pioneering clinical scientist; and Dr. Harry Thode, internationally renowned scientist and former president of McMaster University. Unfortunately, all of them have passed on. But one of my heroes is very much alive and well, and with us today: Dr. Henry Friesen a remarkable scientist and visionary steward of health research. It is truly a great personal privilege to be associated with him through the International Prize in his name.

The Friesen legacy

Before we consider where we should be going from here, let us never forget that it was Henry Friesen who got us here by creating the template for transforming the Medical Research Council into the Canadian Institutes of Health Research (CIHR), broadening the mandate from medicine to health, engaging the physical and social sciences, and focusing attention on neglected public-health needs such as aboriginal health.

During the past decade, CIHR has continued to grow as the principal federal research agency for health. New initiatives have been added to address strategic needs. These include:

- National Networks of Centres of Excellence to achieve a critical mass and mix of disciplines, inspired by the example of Fraser Mustard's founding leadership of the Canadian Institute for Advanced Research
- Three special-purpose foundations endowed through fiscal dividends to strengthen Canada's leadership in health research:
    - Canadian Health Services Research Foundation (CHSRF), to promote health systems research
    - Canada Foundation for Innovation (CFI), to fund strategic research infrastructure
    - Genome Canada, to keep pace with the fast-breaking field of genomics and proteomics, where Canada has exceptional scientists
- Canada Research Chairs to enable academic institutions to attract and retain outstanding scientists

- Research overhead allowance to cover partially the indirect costs of research at the host academic institution

The array of mechanisms reflects the tension between pressure from the research community to augment funding of investigator-initiated research and the desire by government to make research granting more strategic and visible to the public.

The Canada Foundation for Innovation was an interesting case in point. In 1997, the Honourable Paul Martin, then Minister of Finance, recognized the need to increase support of research but, after a decade of budget deficits, he wanted to avoid increasing annually recurring expenditures. Furthermore, he wanted demonstrable impact of the additional resources, rather than a thin spreading of them over the universe of Research Council grants. To achieve both objectives, funds were taken from year-end under spending and transferred to an arm's-length, independent foundation with a defined mandate to strengthen infrastructure at academic research institutions.

CFI was pioneering in several respects:

- CFI grants were for sophisticated research equipment and space only, not for operating costs.
- The grant process stimulated academic institutions to set research priorities, since the applicant was the institution, not the research scientists, and the grant request needed to be aligned with the institution's stated priorities.
- For large equipment grants, CFI encouraged multi-institutional applications that lead to broader collaboration by the institutions.
- CFI tested an independent model of governance, with the CFI Board reporting annually on its stewardship to Parliament, not to a government ministry.
- With nearly $3 billion to be spent over ten years and no assurance of further funding, the institutions and CFI were stimulated to engage in strategic planning for the grants' competitions.

Most observers underestimated the profound impact of infrastructure grants for strategic research equipment in empowering established scientists to perform at a global level. The New Opportunities grants for strategic equipment were powerful inducements in recruitment of new scientists, and kick-started their research in a manner not possible for the financially stressed major research-granting Councils.

It has been a great decade! Now it is time to embrace the future and consider how we can do better and do more.

Embracing the future now

Growth and diversification of funding sources have opened up an infinite horizon of health-research opportunities, in granting programs, breadth of disciplines, global context, and the intersection with commerce. At the same time, with annual federal expenditures on health research over $1 billion and substantial provincial matching investment, governments at both levels are examining even more intensively administrative accountability and return on investment.

The future of the various federal granting agencies and time-limited foundations like CFI and Genome Canada now hangs in the balance. A new initiative, Canadian Centres of Commercialization and Research, is now being launched. Also under review is the future of the '"in house" National Research Council laboratories. At the same time, governments are pressing for focusing resources on priorities for future research. The deliberations are now underway. The Canadian Academies could be respected intervenors in this process.

The substantial increase in research funding during the past decade has made Canadian research institutions outstanding places to carry out health research, attract brilliant scientists, and develop internationally respected teams. Morale has been lifted and Canada is viewed as a great place to work. It would be tragic to undermine morale and lose momentum by uncertainty about the government's ongoing commitment to research. Talent is mobile and the market is hot.

The pace of scientific discovery shows no sign of slowing down. To remain at the cutting edge, institutions must continue to attract and develop outstanding talent, faculty, post-docs, and students, as well as create an exciting research environment with predictable financial support. In the constellation of talent, three categories warrant special attention.

First, clinical scientists are the leaders in translational research, taking research results from bench to bedside. They are an endangered species! As double majors in fundamental science and subspecialty clinical medicine, they train for more than a decade in specialized postgraduate studies, and subsequently are expected to maintain the highest level of expertise in both scientific and clinical domains. A formidable challenge. It is imperative that their time and effort be devoted to research for which they are uniquely trained, not spent working multiple grant applications or having to generate income from seeing patients.

The second group deserving special attention is post-doctoral fellows. Post-docs should be recognized as a vital strategic resource. We need to capture their talent and their loyalty and create conditions for them to grow in Canada. They often serve as full-time deputy leaders of research teams, and are strong candidates for future faculty appointments or business opportunities in start-up, R & D-intensive ventures. They are vital to our future!

A third and unusual human resource that should be carefully considered can be found online: the collaborators who interact in Internet discussion forums, Wikis, blogs, and social media. These members of the Internet generation are now mostly in their late teens or twenties, without scientific credentials or institutional affiliation. Harnessing this uniquely creative virtual resource would need a drift net to troll, screen, and capture ideas for further study, development, or exposure to the market. Research institutions need to find ways to exploit this online process, which exposes ideas or problems to thousands of imaginations.

To attract and retain great people, we need great academic institutions with a strong culture of research and a deep commitment to excellence. To compete at a world-class level in attracting and retaining talent, however, they also will have to focus on priority areas of research excellence rather than spreading resources thinly. We have to make measured bets on some big-ticket, resource-intensive areas of research that will define Canada's leadership globally in the future. Our research policies should support greater differentiation of roles among the institutions, and inclusive collaboration of outstanding scientists from other institutions, Canadian and foreign. Granting agencies should recognize and reward such strategies.

Granting agencies should examine their own and other countries' processes to promote innovations, efficiencies, and user friendliness. Recent experience has underlined the importance of different research-enhancement strategies. For example:

- Aggregation of outstanding scientists to achieve depth and diversity of global quality, exemplified by the National Networks of Centres of Excellence and Genome Canada
- Infrastructure-enabled research initiatives illustrated by the power of CFI grants for sophisticated analytical and imaging instruments, high performance computing capability, and other enabling equipment
- Population-based infrastructure to enable survey and longitudinal studies of social, economic, and environmental determinants of health; early recognition of genetic predisposition to cancer and other diseases; and other fields of quantitative social sciences research

- Internet-enabled research that takes advantage of exposure of ideas and problems to online collaborators – thousands of creative minds, in a powerful, unstructured, interactive process

Different strategies should be explored to enhance the power of the research process and enable Canadian scientists to perform at the highest level of quality and ingenuity.

It would be naive to assume that continuing growth in research support can be taken for granted. Indeed, the larger the public research budget, the more intense the public scrutiny will be. Governments will look for greater accountability, rationalization among federal agencies, relationship to national and provincial priorities, economic and social return on investment, and innovations in the research process. They will look for recognition by the public at large that research is a sound investment of the tax dollar. They will be highly sensitive to criticism from the public that the research establishment is indifferent to their concerns and impermeable to their recommendations.

The restless political process thrives on new initiatives ahead of sustaining existing ones. The research constituency must deliver on all scores, and communicate more effectively to the public the current and longer-term value of the research investment. As noted earlier, the Canadian Academies, at arms-length from the granting agencies, could provide an authentic independent voice to governments and to the public at large on research strategy and allocation policies, and at the same time a constructive critique to the research community. Defining suitable metrics may be a valuable first step in the process.

Disciplinary horizon of health research

The history of health research in Canada is deeply grounded in the basic medical sciences and the clinical disciplines. Starting with the discovery of insulin, Canadian scientists have made outstanding contributions in pathophysiology, molecular biology, genetics, neurosciences, stem cells, imaging, and many other fields of biomedical research and clinical interventions. As a result, interventions will be designed that enable earlier and more precise diagnosis, and rational and personalized therapy, as well as early detection and prevention, which is the ultimate goal. Perhaps the greatest challenge ahead will be the functions of the Homo sapiens brain, the centre of memory, reason, creativity, communications, and behaviour. The extraordinary advances in imaging provide new tools to unravel the mysteries of the function and connections of 100 billion neurons and invaluable tools to solve disorders like Alzheimer's disease and amyotrophic lateral sclerosis.

Although biomedical and clinical research remain the largest and most dynamic segments of health research in Canada, the engagement of disciplines beyond the biomedical sciences has been growing rapidly to include experts from nearly every branch of the social sciences, as well as ethics, environment, law, and nutrition. Research results illuminate such major social determinants of health as the profound effects of social deprivation on early childhood development, the decades-delayed consequences of infant malnutrition, and the special development challenges facing the poor, Aboriginal youth, isolated minorities, and recent immigrants. These studies underline the interconnectedness of the sciences in understanding how the brain functions in relation to external conditions throughout development. The results are critical to effective policy development and entrepreneurial initiatives for change.

The clinical evaluative sciences have been particularly strong in Canada, led by the pioneering work of David Sackett and his colleagues in clinical epidemiology and evidence-based clinical decision making, and by David Naylor's Institute of Clinical Evaluative Sciences.

Whether it is ethics, cell signalling, cohorts, or imaging, health research now draws upon and strengthens disciplines throughout the Academies.

Health systems research
A key target for the quantitative social sciences is the effectiveness of the health-care system. Nearly all industrialized countries continue to face escalation of health-care costs. Health expenditures are now about 40% of GDP in most provinces. Powerful new diagnostic techniques and pharmaceuticals, increases in health personnel, replacement of obsolete hospitals, and the special needs of an aging population all threaten to consume a still larger share of GDP. In that context there is limited appetite in Ministries of Health for the added cost of investment in health research. New programs guided by systems research are needed to upgrade quality, ensure access, reduce wait times, establish clinical decision support systems, and invent better approaches to support the frail and elderly living at home and to introduce comprehensive chronic-disease management programs. But few of these valuable changes will significantly reduce costs or public expectations.

For most industries other than health in the global marketplace, continuing improvements in efficiency are absolutely necessary to remain competitive. In Canada, the single payer, provincial monopoly insulates the "health industry" from the normal competitive market pressures and reduces the willingness of the payer to make the substantial up-front research investments necessary for long-term productivity improvements. This "market failure," by no means specific to Canada, needs to be redressed urgently by investments in research to improve productivity. Among the many areas to consider, eHealth represents a technological frontier along which quality patient access can be effectively and expeditiously monitored, and opportunities to reduce costs and increase productivity explored and implemented.

Health care is Canada's largest knowledge industry. It is inconceivable that it will be the last to be digitized and, as a consequence, forego major benefits at home and possible opportunities in global markets. Barriers to implementation include the substantial front-end costs, concern about privacy, and failure to establish connectivity among all points of patient care, including physicians' office patient records. Some provinces have made substantial progress, but it will require further major effort for Canada to be a leader rather than a laggard internationally in this powerful frontier of technology in health.

Canada also suffers from a huge deficit in health-technology trade. We lack a culture of commerce in the health sector and fail to exploit the procurement potential of a single payer market. To date, the call to action by respected leaders, including Dr. Friesen, has gone largely unheeded. Can we identify domestic market opportunities which have export potential? Success is more likely to be realized from opportunities driven primarily by market pull than technology push.

Changing global context for health research

The globe is shrinking, with new influential players, intensive global competition, increased voluntary and involuntary migrations of people, and the melting away of barriers to sharing ideas and information.

At one end of the spectrum we have the new large, dynamic economies – China, India, and Brazil – with rapidly expanding health services, higher education, and technical competence, but substantial domestic disparities in wealth and health. Consider the implications for health and health services in China of upgrading services for one quarter of the world's population, of relocating annually 30 million people from rural to urban areas, of an economy driven by a 24/7 work week, and of the demographic legacy of the one-child family policy. China faces formidable challenges!

At the other end of the spectrum, in many African states we have lagging economies, widespread poverty, devastating drought, epidemic diseases, conflict and climate-driven migrations, family breakdown, rudimentary education, fragmented and inadequate health services, tribal conflict, and ineffective government. Some of these problems we also face at home in Aboriginal populations and in poor rural areas.

We need to understand both thriving and faltering societies. How will their prospects and problems affect our economy, society, and environment? How can we make a constructive contribution to human well-being beyond our borders? To be effective in our relationships, we need individuals prepared to live and learn in these countries, to understand differences, to build networks of colleagues, and to generate mutual trust. Do universities and colleges adequately prepare students for such responsibilities? Do corporations suffer from being almost entirely North American in their culture? Do governments provide support for field apprenticeships with NGOs or private enterprises abroad to gain this experience?

Higher-education institutions in Canada are primarily the product of a Western cultural heritage reinforced by the culture of earlier immigrations. It is now necessary to expand the geopolitical horizon to recognize the rest of the world, to understand how its development will shape Canada's future, and to identify how we can become better prepared to influence the outcome. At the same time, we need to understand more fully the new communities in Canada created by recent immigration.

What a great opportunity and logical investment priority for the federal government to support research centres for diaspora studies in our universities and a program of international fellowships for on-the-ground experience abroad! What an opportunity for universities collaboratively to lead in shaping the agenda for this broader cultural horizon! Health, in its broadest dimensions, is an obvious sector for partnership programs to create mutual understanding in Canada and abroad.

International health development

Health in the poorest countries is both our greatest global opportunity and our greatest moral obligation. The headlines are about the devastating impact of HIV on the individual, the family, and the community. Behind these headlines are other appalling stories: of other devastating diseases, such as malaria and tuberculosis; of disgracefully high maternal and infant mortality in childbirth; and of the unacceptable loss of children from infections easily preventable by vaccination and simple health measures.

The opportunities are real and pressing. Given pandemic threats, we are all responsible for global health security. We can all profit from scale and scope efficiencies in collaborative and comparative research. As South to North migration brings diverse cultures and disease patterns to our doorstep, increased understanding and action become matters of "enlightened self interest."

The moral obligation is to address flagrant inequity in health and development by strengthening local capability. While more sophisticated medical services are available in wealthier cities, the most basic primary-care services are not available in urban slums and rural areas.

For most developing countries, public funding of health care is a low priority; Ministries of Health are weak, understaffed, and overwhelmed; and there is little capacity to set priorities, plan, or implement programs. Nor can they cope with the demands and distractions of well-meaning international donors, both public and private. The conditions of work for health professionals are discouraging, and large numbers of doctors and nurses migrate to more affluent countries, responding to the insatiable demands for their services.

Is the condition of the poorest countries hopeless? No. There are excellent examples of substantial progress. Who would have thought five years ago that having two million people enrolled in treatment for HIV in Africa was possible? How astonishing that, despite the worst flooding in Bangladesh in the last quarter century, there have been virtually no child deaths this year thanks to effective emergency response by national health services. How impressive that eHealth applications have been rapidly adopted for text messaging in primary health care and for electronic records to replace paper medical records. Nevertheless, the challenges are daunting, and substantial research investment is needed to understand how to take advantage of technologies that work and of local innovations in delivery.

There is unparalleled international aid focused heavily but not exclusively on HIV, reflecting the international consensus on achieving the Millennium Development Goals. How can research improve return on investment of this unprecedented global financial commitment? How can research strengthen policy, planning and delivery of basic health care for all?

1. Stress the value of research for health. Limited resources raise the premium on evidence for their best use, what the Commission on Health Research for Development described two decades ago as "Essential National Health Research."

2. Promote research partnerships between Canadian and southern institutions around specific priority issues and, in so doing, also strengthen the research role of academic health centres in low-income countries.

3. Facilitate a national research council development forum hosted

by CIHR to foster the evolution and leadership of these key national institutions in selected low-income countries.

4. Establish new career tracks in global public health that combine service with research to generate new cohorts of credible and capable young leaders.

This is a golden opportunity now for the Canadian Academy of Health Sciences to issue a clear statement of priority to address global inequities in access to basic health services, coupled with strong advocacy that the federal government increase development assistance to the 0.7 % GDP.

The overall goal should be to restore the Canadian leadership role in international development research initiated by Prime Minister Pearson four decades ago when he established the International Development Research Centre (IDRC).

Canada should establish an international public-health career track beginning with a two-year field experience abroad. The experience should focus on specific health challenges, not "Medical Overseasmanship." It should have clinical competencies recognized by professional colleges such as the Royal College of Physicians and Surgeons of Canada or academic institutions. And, just as it is necessary to nurture the next generation of post-docs for health research, we need also to cultivate compelling career paths in national and global public health to take advantage of the growing interest of young health professionals.

An important adjunct investment would be strengthening international public-health sciences in several universities in Canada in collaboration with partners abroad.

Canadians have the will to reach out to the most disadvantaged at home and internationally. The challenge is to create rewarding international health opportunities that nurture our best and brightest to build and sustain partnerships and engender enduring trust.

Return on public research investment

In reviewing the level of public funding of research, a central question is the economic return on investment in highly skilled jobs, successful businesses, and wealth generation in Canada. With the so called "hollowing out" of jobs in manufacturing and service industries in industrialized countries, national and state governments are investing in research and commercialization, hoping to participate in the knowledge-based economy. Canada is no exception, but the return on research investment in terms of new businesses formed has, so far, fallen below expectations, given the extraordinary quality of research. A few universities have attracted substantial venture capital and business partnerships, but the majority have failed to generate the deal flow necessary to justify major investment in up-to-date market intelligence and specialized business mentoring. And, unlike the United States, Canada has very few companies positioned to be R & D receptors.

We must find better ways to overcome our natural handicaps of geography and weak market pull. Is new capability needed to bridge the gap in translation of entrepreneurial ideas into successful economic and social innovations? What would be needed for a successful intermediary?

- A cluster that promotes convergence of science, business, and venture capital
- Access to a critical mass of outstanding research and a broad mix of disciplines
- A global address that attracts ideas, entrepreneurs, and capital
- Deal flow that justifies experienced staff in market-facing technology transfer and business mentoring
- A culture that celebrates entrepreneurial initiative and commercial success

In describing "the geography of innovation," Richard Florida, the new Torontonian, quotes Nobel laureate Robert Lucas:

Concentrations of creative and talented people are particularly important for innovation. Ideas flow more freely, are honed more sharply, and could be put into practice more quickly when large numbers of innovators, implementers, and financial backers are in constant contact with one another both in and out of the office. Creative people cluster not simply because they like to be around one another or they prefer cosmopolitan centres with lots of amenities, although both those things count. They and their companies cluster because of the powerful productivity advantages, economies of scale, and knowledge spillovers such density brings.

To achieve a cluster as described by Lucas, MaRS was launched in 2000 as an independent not-for-profit organization committed to maximizing the economic and social impact of innovation in Canada. With private financing and, later, provincial and federal support, the obsolete Toronto General Hospital properties at University Avenue and College Street were purchased. The site is strategic, at the heart of the Discovery District in Toronto, one of North America's leading centres of university- and hospital-based research.

MaRS Phase I opened in September 2005, led by CEO Ilse Treurnicht. Its research and office space co-locates over 70 organizations, including 27 incubators companies; state-of-the art research facilities for the University

Health Network, Hospital for Sick Children, and Ontario Institute for Cancer Research; biotechnology businesses; venture capitalists; technology-transfer groups; business service providers; and networking organizations.

With the Phase I facilities fully leased, a substantial Phase II facility is now underway, having attracted a leading developer of science facilities in North America as a development partner.

Place is important but MaRS is much more than real estate. The MaRS Venture Group is a cross-functional team that includes experienced investors, expert market advisors, technology specialists, and seasoned entrepreneurs. They guide emerging companies on business development and navigation of the complex process of commercialization and subsequent growth. MaRS Events and MaRS Learning Programs facilitate interactions among investors and entrepreneurs, and bridge knowledge gaps in the commercialization process.

The physical hub of the MaRS Centre has been a critical asset for establishing the convergence of its tenants and convening of groups in its Collaboration Centre. But the power of MaRS is greatly strengthened by the MaRS online virtual network, enabling innovation nodes and other groups located across Canada to participate in the programs. The overreaching values are collaboration and inclusiveness, not competition and exclusiveness, recognizing the exponential power of the number of collaborators. In the Knowledge Economy, the value goes up the more it is shared.

Can we make the concept of MaRS work to promote more effective commercialization of innovations, to help start up companies to become strong businesses competitive in the global marketplace? Could we do so on a scale that would qualify as one of a few dozen places worldwide described by Richard Florida that really compete at the cutting edge globally? Could we create a national entity driven by the values of inclusiveness and collaboration, and significantly more powerful than its provincial parts? United we stand out on Richard Florida's map. Divided we will not be visible.

Substantial successes in commercialization are vitally important not only to ensure Canada's participation in the Knowledge Economy, but also to sustain and expand public- and private-sector commitment to the research enterprise so fundamental to our academic institutions.

Conclusion
The evolution of health research in Canada has been dynamic and distinctive. The institutions are strong. Leadership has been visionary. Our scientists are increasingly recognized on the world stage. Governments have adopted

research as an important instrument of economic and social development and international competitiveness.

The horizon of health research is infinite in terms of the breadth of intellectual disciplines engaged and the scope of problems to be addressed locally and internationally. The results of research have the potential to transform the lives of the disadvantaged and disabled at home and abroad. In addition, economic investment return may be achieved through increased productivity of the health enterprise and innovative commercialization of research discoveries.

No sector matches health research in diversity of career options and opportunities to make a difference. For the Friesen Lecture, surely a health-centric view of the universe is permissible!

As governments approach the difficult task of determining the level of research funding, priorities for investment, and restructuring the federal research-granting bodies, the Canadian Academies have a vital role as informed advisors, as credible independent voices and ambassadors for distinctively Canadian solutions.

The process of challenge and change will be ongoing, but research excellence must be an enduring commitment. The single most important determinant of success in research and its stewardship will continue to be talented people. From among them will come new leaders of the stature of Henry Friesen, leaders who will ensure that Canada will be highly visible on the infinite horizon of health research.

Biography

An educator, founder, president, chairman, and medical statesman, **Dr. John R. Evans** has spent the past 35 years playing a central role in Canada's health, research, and innovation sectors. As Chair of the Canada Foundation for Innovation, Dr. Evans helped create a dynamic environment for innovation and leading-edge research. He currently serves as Chairman, Torstar Corporation, and is Chair of the MaRS Discovery District, a not-for-profit corporation that brings together the academic, business, and scientific communities to facilitate the commercialization of academic science in Canada.

As the founding Dean of McMaster University Medical School, he moved away from traditional models to set new benchmarks for training effective physicians. As founding Director of the Population, Health, and Nutrition Department of the World Bank, he developed programs in population health now in use throughout the world. As Chair and CEO of Allelix Inc., he established Canada's first biotechnology company, creating a model for Canada's biotechnology industry. He is past Chair of the Institute of Clinical Evaluative Sciences, past Chair of the Rockefeller Foundation, and a past President of the University of Toronto.

Dr. Evans earned his medical degree at the University of Toronto in 1952, followed by studies in cardiology and internal medicine in London, England, Boston, and Toronto. As a Rhodes Scholar, he received his doctoral degree from Oxford University in 1955. Since then, he has received honorary degrees from 15 universities. He is a Companion of the Order of Canada and an Officer of the Order of Ontario. In 2000, Dr. Evans was inducted into the Canadian Medical Hall of Fame.

Avant-propos

Le Prix international de la recherche en santé Henry G. Friesen a été créé en 2005 par les Amis des IRSC, en hommage aux contributions remarquables du Dr Friesen à la recherche et aux politiques en matière de santé au Canada. Le Dr Friesen est connu pour deux grandes réussites. Pour commencer, il a découvert la prolactine, une hormone nécessaire pour une reproduction normale. Il est également à l'origine de la création du plus grand organisme de recherche en santé du Canada, les Instituts de recherche en santé du Canada.

Le Prix est décerné chaque année à un orateur accompli et de renommée internationale qui doit présenter une conférence sur un sujet en rapport avec les progrès de la recherche en santé et l'évolution des contributions de cette dernière à la société. Le principal objectif du programme du Prix Friesen est d'élever le discours au sein d'un plus grand public quant au rôle que joue la recherche en sciences de la santé dans notre bien-être économique et social. Les récipiendaires du prix présentent des allocutions publiques et participent à des visites dans de grands centres universitaires à travers le Canada. Ces activités sont organisées en partenariat avec CBC Radio One qui diffuse les allocutions dans le cadre de son émission *Ideas* pour éveiller l'intérêt d'un vaste public et faire en sorte que les idées visionnaires des lauréats du Prix Friesen soient accessibles au public. Les récipiendaires sont également invités à préparer un manuscrit qui sera publié par la suite. Les deux premiers textes ont été réunis ici.

Lauréat du premier Prix international Friesen, en 2006, le Dr Joseph B. Martin, MD, PhD, est un neuroscientifique et chef de file universitaire novateur connu pour sa promotion de modèles de services de santé qui favorisent la recherche et améliorent la prestation et la qualité des soins de santé à travers le monde. Ancien doyen de médecine de la Harvard Medical School, le Dr Martin est actuellement président du Harvard NeuroDiscovery Center. Ses recherches plus anciennes portaient sur la régulation par l'hypothalamus de la sécrétion d'hormones par l'hypophyse, en recourant à la génétique neurochimique et moléculaire pour mieux comprendre les causes des troubles cérébraux. Sa conférence est intitulée « Maladies du cerveau : des politiques en santé dans l'intérêt public ».

Le récipiendaire du deuxième Prix international Friesen, en 2007, est le Dr John R. Evans. Il est président du Centre de la découverte MaRS, à To ronto, un organisme sans but lucratif qui réunit les milieux universitaires, scientifiques et des affaires dans le but de faciliter la commercialisation de la science universitaire au Canada. Très renommé en tant qu'éducateur, fondateur, président et chef de file du domaine médical, le Dr Evans a joué ces 25 dernières années un rôle central dans les secteurs de la recherche et de l'innovation en recherche en santé au Canada. Il s'est vu décerner le prix « pour son leadership inspiré, ses recherches en santé et sa contribution au développement institutionnel sur la scène mondiale ». Le thème de son allocution est « L'horizon infini de la recherche en santé : le Canada, est-il visible? »

Remerciements

Je tiens à remercier l'Académie canadienne des sciences de la santé, en particulier le Dr Paul Armstrong, son président fondateur, ainsi que Bernie Lucht, producteur exécutif à CBC Radio One « Ideas », pour leur collaboration et leur soutien au programme du Prix Friesen.

J'aimerais également saluer John Fraser, directeur de Massey College, Université de Toronto, dont les encouragements, les conseils et l'aide financière ont rendu possible cette publication. Je salue aussi Bernie Lucht et Paul Kennedy, animateur de l'émission Ideas sur CBC Radio One, pour l'aide qu'ils nous ont apportée pour diffuser les conférences Friesen à la radio et pour préparer et vendre les enregistrements des interviews sur CD.

Cristina S. Castellvi, des AIRSC, a apporté une aide éditoriale précieuse pour la préparation du présent ouvrage.

Aubie Angel, MD, FRCPC, FCAHS
Président des Amis des IRSC, Senior Fellow, Massey College,
Université de Toronto

Pour plus de renseignements sur le Prix international de la recherche en santé Henry G. Friesen, sur les lauréats du prix, sur les Amis des IRSC, et sur le programme du Prix Friesen, nous vous invitons à consulter notre site Web à www.fcihr.ca.

À propos de Henry G. Friesen

Visionnaire et scientifique médical de renom, le Dr Henry Friesen est un endocrinologue canadien à qui on doit la découverte de la prolactine humaine ainsi que la redéfinition de la recherche médicale au Canada. Aujourd'hui professeur émérite distingué de l'Université du Manitoba, le Dr Friesen y a été professeur et chef du département de physiologie ainsi que professeur de médecine. En tant que président de l'ancien Conseil de recherches médicales du Canada, il a réuni des universitaires, des scientifiques, des praticiens, des représentants de gouvernements et de l'industrie et des groupes de patients, et il a inspiré la creation des Instituts de recherche en santé du Canada. Son intégrité et son idéalisme altruiste lui ont valu l'appui de milliers de sympathisants et d'admirateurs tant au Canada qu'à l'étranger.

Il a joué un rôle essentiel dans la création de l'organisme les Amis des Instituts de recherche en santé du Canada et a été président de l'Institut national du cancer du Canada et président de la Société canadienne de recherches cliniques. Il est président fondateur sortant de Génome Canada. Membre de la Société royale du Canada, le Dr Friesen a été nommé officier de l'Ordre du Canada en 1987 et est devenu compagnon en 2001. Cette même année, il a été intronisé au Temple de la renommée médicale canadienne et s'est vu décerner le Prix Wightman de la Fondation Gairdner. En 2004, il a reçu l'Ordre du Manitoba. Il est titulaire de huit doctorats honorifiques d'universités canadiennes. En 2005, les AIRSC lui ont accordé la Médaille de service méritoire exceptionnel pour souligner ses realizations extraordinaires dans la recherche canadienne en santé et ses qualités en tant que serviteur dévoué de l'humanité.

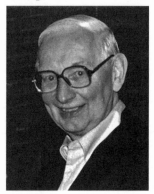

1^E Conférance

MALADIES DU CERVEAU : DES POLITIQUES DE RECHERCHE EN SANTÉ DANS L'INTÉRÊT PUBLIC

JOSEPH B. MARTIN, MD, PHD

C'est un grand honneur pour moi, tant au niveau personnel que professionnel, d'être associé à un prix qui reflète les nombreuses contributions de mon collègue et ami Henry Friesen. Je pourrais évoquer beaucoup de souvenirs ici, mais je voudrais insister tout particulièrement sur l'importance de l'amitié d'Henry et de ses conseils dans les premières années de ma carrière de chercheur à l'Université McGill.

Au terme de mes études de médecine à l'Université d'Alberta et après un internat et une bourse de recherche en neurologie et en neuropathologie à l'Université Case Western Reserve à Cleveland, j'ai cerné le type de recherche qui m'intéressait au fil d'expériences remarquables avec des patients souffrant de dysfonctionnement du système nerveux autonome et je me suis tourné vers la régulation du système nerveux autonome par le cerveau et vers le domaine de la neuroendocrinologie, nouveau à l'époque. Après avoir envisagé diverses possibilités, j'ai eu la chance de rencontrer Seymour Reichlin qui dirigeait le service d'endocrinologie à l'Université de Rochester. Sur ses conseils, je m'y suis inscrit en doctorat et y ai fait mes études de doctorat en anatomie. À l'époque, il était devenu possible, grâce à la mesure des dosages radio-immunologiques, de mesurer de façon séquentielle les hormones dans de très petites quantités de sang. Mes travaux dans le cadre de mon doctorat portaient pour une large part sur cette nouvelle technologie émergeante.

Je suis arrivé à l'Hôpital général de Montréal en juin 1970, avec une bourse et le soutien à la recherche du CRM (Conseil de la recherche médicale) pour étudier la régulation hypothalamique de la sécrétion d'hormones de croissance. À ma grande déception, Charles Hollenberg qui, avec Carl Goresky m'avait recruté pour la Clinique de l'Université McGill à l'Hôpital général de Montréal (Nord), a alors annoncé son départ imminent pour Toronto. Le groupe d'endocrinologie de l'Hôpital n'était pas très fort en recherche en laboratoire, alors j'ai pris contact avec Henry Friesen pour tisser des liens professionnels avec lui, ainsi qu'avec John Beck au Royal Victoria Hospital. Henry s'est gentiment occupé de m'accueillir dans son groupe de recherche et, très bientôt, nous travaillions en collaboration sur le rôle de la neurophysine dans la sécrétion de vassopressine. J'ai fourni des modèles physiologiques chez le rat et le groupe d'Henry a fourni les mesures et nous avons publié plusieurs articles ensemble.[1, 2] Je lui suis très reconnaissant de ses conseils intellectuels à un stade de ma carrière où le développement d'un médecin chercheur était synonyme de penser à des recherches et trouver des amis avec qui en parler. L'attention d'Henry était bien sûr concentrée sur ses grandes contributions à la recherche sur la prolactine et le séquençage de l'hormone. Il développait alors les dosages radio-immunologiques chez l'homme et créait quelques-uns des premiers essais cliniques sur la suppression de la prolactine au moyen de la bromocriptine. Ces contributions majeures lui ont valu de nombreux prix, le plus important étant un prix international de recherche médicale de la Gairdner Foundation.

Cette extension de ses recherches est en outre devenue une composante essentielle de mon expérience scientifique personnelle lorsque je me suis lancé, avec George Tolis et Sam Lal, dans quelques-unes des premières études sur la régulation hormonale au moyen de médicaments chez l'homme.[3] J'ai donc eu la chance que Don Baxter et mes collègues du service de neurobiologie de l'Hôpital général de Montréal protègent mon temps et m'épargnent une surcharge de travail en neurobiologie clinique et la possibilité de dynamiser mes recherches en science fondamentale, ainsi que mes recherches cliniques. Je suis convaincu que ces expériences au début de ma carrière ont joué un rôle crucial, plus tard, lorsque je me suis tourné vers les nouvelles possibilités qui émergeaient dans le domaine de la neurogénétique.

Cela a été un immense plaisir pour moi de suivre l'ascension rapide d'Henry dans la gouvernance de l'initiative nationale de recherche du Canada et la gestion des défis qu'elle a rencontrés. Un privilège aussi de travailler réguliè-rement avec lui, à la création de nouvelles structures et à l'augmentation de la visibilité de la recherche canadienne et à sa reconnaissance, en tissant de nouveaux liens avec le secteur privé et l'industrie et en créant de nouveaux véhicules pour travailler avec les universités provinciales au renforcement de l'infrastructure de recherche.

Le fardeau des maladies du cerveau pour le système de soins de santé

J'aimerais à présent passer au sujet de la Conférence Friesen. Les maladies du cerveau – celles que l'on décrit traditionnellement comme des troubles neurologiques – et les troubles biologiques qui sont à présent reconnus comme des troubles mentaux représentent un fardeau énorme et durable pour le système de soins de santé, compte tenu du vieillissement de la po-pulation (Tableau 1).

Tableau 1. **Les dix maladies du cerveau qui ont un fort impact sur les soins de santé**
- Accident vasculaire cérébral

- Maladie d'Alzheimer
- Maladie de Parkinson
- Traumatisme crânien
- Dépression
- Tumeurs cérébrales
- Autisme
- Schizophrénie
- Toxicomanie
- Sclérose en plaques

Les maladies neurodégénératives, chroniques comme progressives, se caractérisent par une perte sélective et symétrique de neurones dans les systèmes moteur, sensoriel et cognitif. Les schémas de destruction cellulaire et les marqueurs cellulaires spécifiques des maladies aident pour la classification : les plaques séniles, les enchevêtrements neurofibrillaires, la perte de neurones et une carence en acétylcholine sont caractéristiques de la maladie d'Alzheimer; les corps de Lewy et la réduction de la dopamine sont caractéristiques de la maladie de Parkinson; les inclusions cellulaires et les axones gonflés avant une perte cellulaire sont typiques de la sclérose latérale amyotrophique (maladie de Lou Gehrig); et la perte de neurones moyens de la moelle épinière dans les noyaux gris centraux – en particulier les noyaux caudés et le putamen du noyau lenticulaire – sont parmi les caractéristiques de la maladie de Huntington.

Dans les troubles psychiques, en particulier la schizophrénie et les schémas héréditaires, les changements morphologiques et neurochimiques et la réponse à certaines catégories spécifiques de médicaments impliquent aussi des maladies du cerveau dont on sait à présent qu'elles sont accompagnées d'une détérioration progressive avec pertes de tissu cérébral, tout particulièrement dans les cas de schizophrénie, ce que beaucoup de chercheurs appellent processus « neurodégénératif ». D'autres troubles biologiques comme l'autisme, les toxicomanies et les troubles déficitaires de l'attention font des victimes qui ont leur vie gâchée par le handicap avec lequel elles vivent (Tableau 2).

Les statistiques indiquent que les troubles nerveux et mentaux constituent 8 des 10 principales causes d'invalidité pendant plusieurs années dans les pays développés. Par ailleurs, la prévalence de ces troubles dans les pays en développement contribue considérablement aux difficultés des sociétés concernées.

L'hérédité mendélienne peut être démontrée dans beaucoup de ces conditions (Tableau 3). Dans certains, comme la maladie d'Huntington, on est presque certain de trouver des antécédents familiaux dans la quasi totalité des cas alors que, pour d'autres comme la maladie d'Alzheimer, la maladie de Parkinson et la sclérose latérale amyotrophique, environ 1 à 10 % des cas sont transmis génétiquement, souvent par le biais de caractères autosomiques dominants.

Tableau 2. **Maladies neurodégénératives courantes**

MALADIE	NOMBRE DE PATIENTS AUX É.-U.F*	REMARQUES
Maladie de Lou Gehrig (SLA)	15 000	Maladie des motoneurones
Maladie à prions – y compris la maladie de la vache folle	≈ 400 (Maladie de Creutzfeldt-Jakob)	Le nombre risque d'augmenter R.U. – environ 175 cas transmis par des vaches
Maladie d'Alzheimer	4 000 000	1 sur 3 personnes de 85 ans est atteinte
Maladie de Parkinson	500 000	La L-dopa n'arrête pas la maladie
Démence fronto-temporale (DFT)	≈ 30 000	Inclut la maladie de Pick
Chorée de Huntington	10 000	Maladie à répétition de trinucléotide

D'après la taille comparative des populations, on peut estimer que le nombre de personnes atteintes de ces maladies au Canada est 1/10 de ces chiffres.

D'un autre côté, les caractéristiques génétiques, dans les cas de troubles psychiques, impliquent des causes polygéniques; pour la schizophrénie, plusieurs modifications génétiques (polymorphismes dans l'ADN de gènes spécifiques) ont été associées à la maladie mais aucune ne semble capable, à elle seule, de causer entièrement ce trouble. On trouve dans les antécédents familiaux des personnes souffrant d'un trouble bipolaire des traits héréditaires mais aucun gène candidat probable n'a été identifié.

Le développement de la neurogénétique à la Harvard Medical School

En 1980, le service de neurologie du Massachusetts General Hospital (MGH

– South) s'est vu accorder le soutien des National Institutes of Health pour un « Centre without Walls », un centre sans murs, pour faire des recherches sur la maladie de Huntington. Un vaste programme de recherches a été conçu en étroite collaboration avec la Boston University Medical School où de nombreux patients atteints de la maladie étaient soignés, et en collaboration avec Dr. Nancy Wexler. Celle-ci avait créé la Hereditary Disease Foundation avec son père, Milton, après que sa mère soit décédée de la maladie. Trois ans plus tard, Jim Gusella, un Canadien qui avait fait ses études de doctorat avec David Houseman au MIT, a identifié le premier polymorphisme dans l'ADN chromosomique, sur le bras court du chromosome 4.[4,5] Jim était entré au service de neurologie du MGH peu de temps après la création du Centre, armé d'une passion pour la recherche des causes génétiques des maladies humaines. Vingt ans plus tard, le gène de la maladie a été découvert par un consortium international dirigé par Nancy Wexler et Jim Gusella et, pour la première fois, il a été possible de formuler avec certitude des diagnostics génétiques pour les patients atteints de la maladie d'Huntington et de prédire l'émergence de la maladie chez des membres de la famille ne présentant pas encore de symptômes.[6,7,8]

Tableau 3. **Agrégation de protéines dans les maladies neurodégénératives**

MALADIE	DÉPÔTS DE PROTÉINES	GÈNE MUTANT DANS LES MALADIES FAMILIALES
Maladie à prion	Plaques amyloïdes PrP	PrP
Maladie d'Alzheimer	Plaques amyloides Aβ	APP, PS1, PS2
Maladie de Parkinson	∝-synucléin dans les corps de Lewy	∝-synucléine, parkine
Démence frontemporale	Fibrilles	Tau
Maladie d'Huntington	Huntingtin idans les agrégations nucléaires	MH

La maladie génétique a été catégorisée par la répétition de la séquence du trinucléotide CAG, responsable de l'encodage pour la glutamine, un acide aminé. Pour la première fois était ainsi documentée l'approche fort efficace de l'analyse de liaison des troubles génétiques dans les familles affectées où il n'y avait aucune indication antérieure d'anomalie protéique. La protéine allongée anormale, l'huntingtine, est devenue le sujet de recherches intensives sur les mécanismes des morts neuronales caractéristiques de la maladie et des modèles animaux ont été élaborés pour étudier la pathogénie des morts cellulaires ainsi que de nouveaux traitements prometteurs. Par la suite, sous le leadership de Jim Gusella, le MGH est devenu l'institution « vedette » pour les progrès dans le domaine de la neurogénétique et les découvertes sur les gènes de la maladie d'Alzheimer, de la neurofibromatose de type 2, de la sclérose tubéreuse de Bourneville, de la dysautonomie familiale, de la sclérose latérale amyotrophique et de diverses autres maladies neuromusculaires (avec les Docteurs Peter St George-Hyslop – à présent à l'Université de Toronto, Guy Rouleau – à McGill, Marcy MacDonald, Rudi Tanzi, Robert Brown, Xandra Breakefield, et Susan Slaugenhaupt, tous au MGH et à la Harvard Medical School).[9]

Maladies neurodégénératives : implications émergeantes pour les soins de santé

Le montant des dépenses et des baisses de productivité pour les maladies d'Alzheimer, de Parkinson, de Lou Gehrig, d'Huntington et autres maladies du cerveau s'élève à plus de 300 milliards de dollars par an aux États-Unis. Cela représente environ 20 % du 1,6 billion de dollars dépensé chaque année pour les soins de santé. Au fur et à mesure que la population vieillit, ces maladies dévastatrices vont devenir plus fréquentes, détruire des vies et avoir un impact majeur sur les familles concernées.

Maladie d'Alzheimer

C'est il y a exactement 100 ans, en novembre 1906, qu'Alois Alzheimer a décrit les changements cliniques et pathologiques chez une femme de 51 ans, Auguste D., morte après une démence à progression rapide avec détérioration de l'éventail des compétences mentales, accompagnée de paranoïa, confusion, désorientation, pertes de mémoire graves et compréhension langagière difficile. Alzheimer a écrit que la malade...

...présentait parmi les premiers symptômes de sa maladie, un fort sentiment de jalousie envers son mari. Elle montra très vite des signes de dégradation importante de la mémoire; elle était désorientée, elle déplaçait les objets n'importe où dans son appartement et les cachait. Parfois elle avait l'impression que quelqu'un cherchait à la tuer, ce qui la faisait hurler. Elle était complètement désorientée dans le temps et dans l'espace. Elle disait parfois qu'elle ne comprenait plus rien, qu'elle se sentait complètement dépassée.

À l'arrivée du médecin, elle le traitait comme un visiteur et s'excusait de ne pas avoir terminé son travail. Quelques instants plus tard, elle hurlait qu'il voulait la couper ou elle le renvoyait, indignée, avec des commentaires indiquant qu'elle craignait qu'il ne s'attaque à son honneur de femme. Il lui arrive de délirer, de changer son lit de place, d'appeler son mari et sa fille et elle semble avoir des hallucinations auditives.

Sa capacité d'observation est fortement perturbée. Si on lui montre des objets, elle donne généralement leur nom sans se tromper mais, l'instant d'après, elle a tout oublié. Quand elle lit, elle mélange les lignes, lit phonétiquement ou en mettant des intonations qui n'ont pas de sens; quand elle écrit, elle répète à plusieurs reprises la même syllabe, en omet d'autres et est rapidement dépassée. Lorsqu'elle parle, elle utilise souvent des expressions indiquant son embarras, avec paraphasie au niveau de certaines expressions (crémier au lieu de tasse) et il arrive qu'elle ne puisse plus parler. Il y a des questions qu'elle ne comprend manifestement pas. Elle ne comprend plus l'utilisation de certains objets. L'examen neurologique, exception faite de son état mental, n'a pas révélé de trouble neurologique focal. Sa démarche n'est pas affectée et elle se sert par ailleurs bien de ses mains. Les réflexes rotuliens sont présents. Les pupilles réagissent.[10]

Si ce cas est inhabituel de par le jeune âge auquel sont apparus les symptômes, on sait à présent que pour entre 2 et 5% des patients atteints de la maladie d'Alzheimer, la maladie est héréditaire et transmise sur le mode autosomique dominant et le lien a été fait avec des mutations dans plusieurs gènes. Le risque d'avoir la maladie augmente considérablement avec l'âge. Selon Brookmeyer[11], la prévalence de la maladie d'Alzheimer est de 4,3% à 75 ans, 8,5% à 80 ans et 28,5% à 90 ans. Selon d'autres estimations, il y aurait des symptômes de démence ou de pertes minimes des capacités cognitives chez au moins la moitié des personnes de plus de 85 ans.

Environ 360 000 nouveaux cas sont diagnostiqués chaque année aux États-Unis où l'on prévoit 10 millions de cas d'ici 2050. Au Canada, on estime à 500 000 le nombre de patients avec des symptômes de la maladie. Il est donc impératif de trouver des moyens de prévenir la maladie d'Alzheimer ou de retarder l'apparition des symptômes, ou encore ralentir sa progression. On estime que, si l'on parvenait à retarder de cinq ans l'apparition des symptômes, les coûts pour la société seraient réduits de près de moitié.

Selon Alzheimer, qui a publié son étude en 1907, les plaques séniles (qu'il appelait « miliary bodies », ou corps miliaires) et les enchevêtrements neurofibrillaires sont les caractéristiques essentielles de la maladie qui portent son nom. La microscopie électronique permet de visualiser les neurofibrilles comme des paires de filaments hélicoïdaux. Les plaques séniles (névritiques) résultent de l'accumulation de plusieurs protéines, la principale étant un fragment de 42 acides aminés, β-amyloïde, issu de la protéine précurseur de l'amyloïde (APP). La principale composante des enchevêtrements neuro-fibrillaires est la protéine tau (Tableau 4). Le rapport entre les plaques et les enchevêtrements demeure une énigme et il y a des scientifiques pour attribuer le rôle dominant aux unes et aux autres, dans la pathogenèse initiale de la destruction des synapses et les morts neuronales associées à la maladie.

Tableau 4. **Neuropathologie de la maladie d'Alzheimer**

- Enchevêtrements neurofibrillaires neuronaux (paires de filaments hélicoïdaux)
  - tau hyperphosphorylé (protéine microtubulaire)
- Plaques séniles (plaques névritiques)
  - Noyau amyloïde
  - Inflammation
  - Dégénérescence des neurites

On a peu progressé dans la compréhension de la pathogenèse de la maladie d'Alzheimer jusqu'au milieu des années 1980, lorsque des études sur des patients âgés atteints du syndrome de Down (trisomie 21) ont révélé qu'ils avaient des enchevêtrements neurofibrillaires et des plaques séniles identiques à celles des personnes atteintes de la maladie d'Alzheimer. Ces données, combinées avec la découverte que le gène pour l'APP était également présent sur le chromosome 21, ont amené à penser que des copies supplémentaires du gène pouvaient induire l'ensemble des troubles pathologiques de la maladie d'Alzheimer. Des études biochimiques des dépôts d'agents de coloration d'amyloïdes dans les plaques séniles et dans les petits vaisseaux sanguins du cortex cérébral ont révélé qu'ils contenaient de la β-amyloïde, qui a été purifiée avec succès à partir des tissus et la séquence d'acides aminés a été déterminée.

La présence de mutations déterminées par un seul gène dans la protéine précurseur de l'amyloïde et dans les présénilines a maintenant été documentée dans des familles à travers le monde. Par ailleurs, un facteur de risque majeur est le gène apolipoprotéine qui, lorsqu'il est présent aux stades hétérozygote ou homozygote, avance de dix ans ou plus la manifestation de la maladie chez les personnes réceptives.

Le diagnostic différentiel de la démence d'apparition tardive inclut la démence vasculaire, la maladie de Parkinson avec démence, la démence avec corps de Lewy et, dans de cas rares, la maladie de Creutzfeldt-Jacob, la variante humaine de l'ESB, une maladie à prions qui sera décrite plus loin.

Des études biochimiques sur les cerveaux de personnes atteintes de la maladie d'Alzheimer montrent une concentration d'acétylcholine dans le cortex cérébral et l'hippocampe. Ceci est associé à une baisse des cellules neuronales qui, dans les profondeurs du cerveau, fabriquent l'acétylcholine et la transportent vers les régions du cortex cérébral. Il s'ensuit des défaillances au niveau de la connectivité et des fonctions des synapses; les seuls médicaments approuvés à ce jour pour la maladie d'Alzheimer ont quelques effets bénéfiques en inhibant la destruction de l'acétylcholine et en augmentant ainsi légèrement sa concentration dans le cerveau. La toxicité pour les cellules du cerveau que l'on voit dans la maladie d'Alzheimer est due, cela a été prouvé de façon convaincante, aux effets des peptides Aß 1-42 qui, lorsqu'ils se forment en trop grande quantité, causent une agglutination en fibrilles puis une agglutination de la protéine en plaques névritiques pleinement formées. Le clivage anormal de la protéine précurseur de l'amyloïde entraîne des niveaux plus élevés de la peptide dans chacune des maladies à caractère autosomique dominant causées par des mutations de la protéine amyloïde et des présénilines.

Un bon nombre de médecins font l'hypothèse que la cascade amyloïde joue un rôle crucial dans tous les aspects, tant pathologiques que cliniques, de la maladie d'Alzheimer en s'appuyant sur les données suivantes :

1. De nombreuses causes génétiques différentes conduisent à un résultat final unique, en l'occurrence le dépôt d'A-ß dans le cerveau;
2. Diverses expériences ont prouvé que A-ß est toxique pour le cerveau lorsqu'il y a agrégation pour former des fibrilles;
3. Il y a une bonne corrélation (dans la plupart des études, mais pas dans toutes) entre la quantité d'A-ß dans le cerveau et la démence.

Toutefois, comme indiqué plus haut, le lien entre les plaques et les enchevêtrements neurofibrillaires demeure obscur.[12] Les mutations de la protéine tau résultent aussi de maladies neurologiques mais les troubles cérébraux ne sont pas les mêmes pour la maladie d'Alzheimer (voir Tableau 2, page 62).

La maladie d'Alzheimer est le prototype même de ce qui est maintenant reconnu, dans chacune de ces maladies neurodégénératives, comme une caractéristique pathologique, soit la présence d'agrégations de protéines à l'intérieur des neurones ou dans la substance cérébrale.

(Un excellent résumé, récent, des dernières découvertes sur la maladie d'Alzheimer a été publié dans *Nature Medicine*.[13])

Élaboration de nouvelles approches pour le traitement de la maladie d'Alzheimer

Deux enzymes, la β-sécrétase (BACE) et la γ-sécrétase, jouent un rôle important dans le clivage de la protéine précurseur de l'amyloïde pour la production de protéines β-amyloïdes. En théorie, les inhibiteurs de ces deux enzymes devraient donc être efficaces pour prévenir l'accumulation anormale du peptide A-β.

Les études les plus prometteuses à ce jour portent sur les inhibiteurs de γ-sécrétase dont de nombreuses formes chimiques ont été fabriquées et synthétisées. Les médicaments se sont avérés efficaces chez les modèles animaux transgéniques de la maladie et les premiers essais cliniques ont été lancés. Un problème majeur est la similarité entre l'activité métabolique de la γ-sécrétase et celle de la voie Notch dans le développement cérébral. Le risque de toxicité potentielle des inhibiteurs de sécrétase n'a pas été écarté. Un deuxième domaine de recherche prometteur pour le traitement de la maladie d'Alzheimer est l'élaboration d'approches immunologiques au moyen d'une vaccination aux peptides β-amyloïdes. Les premières études sur des souris transgéniques atteintes de la maladie d'Alzheimer étaient prometteuses. Malheureusement, lorsque le vaccin est administré à des humains, la réactivité immunologique déclenchée par les peptides a causé, dans un petit sous-groupe, une inflammation cérébrale qui a amené à mettre un terme aux premiers essais cliniques avant qu'ils ne soient terminés. L'un des résultats positifs de ces expériences est la démonstration, dans l'un des cas, de l'élimination des β-amyloïdes dans le cerveau. De nouvelles approches allant dans le même sens font actuellement l'objet d'essais cliniques avec des vaccins au moyen de fragments plus petits de peptide 1-42 et de d'autres études dans lesquelles on administre des préparations d'anticorps monoclonaux humanisés dans l'espoir, dans les deux types d'études, d'atténuer certaines des réactions immunologiques non spécifiques.

De nouveaux espoirs ont été soulevés par des études récentes d'imagerie cérébrale qui montrent qu'il est possible de mesurer l'accumulation de β-amyloïdes dans le cerveau. Un groupe de recherche de Pittsburgh a mis au point le « composé de Pittsburgh » qui permet l'imagerie in vivo au moyen de la tomographie par émission de positrons de la répartition des β-amyloïdes dans le cerveau.[14] Il semblerait, d'après les premiers rapports sur son efficacité, que cette méthode permettra de détecter les dépôts d'amyloïdes avant l'apparition des symptômes et ainsi de trouver une méthode pour évaluer l'efficacité de nouveaux traitements pour prévenir la maladie ou retarder son apparition. Il est presque certain que les technologies de ce type permettront de concevoir de nouveaux outils pour déterminer l'efficacité de médicaments susceptibles de retarder le dépôt de la protéine anormale.

Un essai clinique d'administration d'immunoglobine par voie intraveineuse (IvIg) a été lancé par des chercheurs de l'école de médecine de l'Université Cornell. L'importance, à cet égard, c'est la découverte que le plasma des personnes non affectées contient des anticorps contre la ß-amyloïde.

Autre développement récent : le groupe de Peter St. George-Hyslop à Toronto a découvert qu'un agent administré par voie orale, le cyclohexanehexol, retarde l'agrégation fibrillaire des β-amyloïdes chez les souris transgéniques modèles de la maladie d'Alzheimer. Ces résultats confirment la notion que les oligomères des fibrilles jouent un rôle essentiel dans les caractéristiques cognitives et pathologiques de la maladie.[15]

Maladie de Parkinson

La maladie de Parkinson est la deuxième maladie neurodégénérative la plus courante, après la maladie d'Alzheimer, avec un taux de prévalence de 2 % chez les personnes de plus de 65 ans (Tableau 1). La rigidité, la bradykinésie et les tremblements, symptômes caractéristiques associés à la perte de cellules neuronales dans la substantia nigra, sont accompagnés d'une déplétion des réserves de dopamine dans le néostriatum. De grandes inclusions cytoplasmiques appelées corps de Lewy caractérisent la maladie, d'un point de vue pathologique. On les retrouve principalement dans les neurones dopaminergique contenant de la mélanine de la substantia nigra, mais aussi dans d'autres régions du tronc cérébral comme le noyau du nerf vagal et le locus coeruleus. Les données sur les liaisons pour un sous-groupe de familles ayant une forme autosomale dominante de la maladie de Parkinson ont permis d'identifier un locus de la maladie sur le chromosome $4q_{21\text{-}23}$ et des mutations sur le gène de l' α-synucléine, une protéine synaptique.

Chez les patients avec les formes héréditaires et sporadiques de la maladie de Parkinson, les corps de Lewy contiennent de l' α-synucléine, de l'ubiquitine et des sous-unités du protéasome. Des mutations sur plusieurs des autres gènes qui codent d'autres protéines ont été identifiées et on estime qu'au moins une douzaine de causes génétiques différées peuvent conduire à la déplétion en dopamine et aux autres symptômes qui sont caractéristiques de la maladie de Parkinson. Pour une forme autosomale récessive de la maladie, décrite pour la première fois au Japon, le rôle de la protéine appelée parkin a été identifié. Une autre protéine, l'ubiquitine carboxy terminal hydrolase, sont également à l'origine, selon les études, des formes familiales de la maladie de Parkinson. L'hypothèse a été formulée que ces mutations conduisent à des aberrations au niveau de la voie protéolytique associée avec la fonction ubiquitine-protéasome de la cellule. Dans la majorité des cas génétiques, il y a une agrégation de protéines dans les corps de Lewy. Dans un autre état pathologique commun, la maladie à corps de Lewy diffus (aussi appelée démence à corps de Lewy diffus), les corps de Lewy sont largement distribués dans les neurones corticaux. Dans cette pathologie, les corps de Lewy sont identiques, sur le plan biochimique, à ceux présent dans les formes héréditaire et sporadique de la maladie de Parkinson, mais les schémas de répartition dans le cerveau sont remarquablement différents.

Les défauts associés avec la maladie de Parkinson ont été imités chez des modèles animaux expérimentaux. L'expression du gène de l'α-synucléine chez la drosophyle, ou mouche du vinaigre, est particulièrement intéressante. Bien que cette dernière n'ait normalement pas de gène analogue à celui de l'α-synucléine, les structures neurales contiennent des neurones à dopamine qui, chez la mouche transgénique, sont affectés lorsque le gène mutant ou normal est introduit. Ces mouches exhibent des anormalités motrices et meurent prématurément. On les utilise maintenant dans l'industrie de la biotechnologie pour identifier les médicaments qui pourraient interférer avec le dépôt d'α-synucléine dans les neurones à dopamine.

Des études épidémiologiques récentes et importantes identifient l'exposition aux pesticides comme un facteur de risque majeur de la maladie de Parkinson.[16] La toxicité dopaminergique sélective de la rétonone et d'autres pesticides a été prouvée dans des études expérimentales. Aucun lien entre la maladie de Parkinson et l'exposition à l'amiante, aux produits chimiques/ acides/solvants, au charbon ou à la poussière de pierre n'a été trouvé.

Maladie de Huntington

La maladie de Huntington est une maladie autosomale dominante à pénétrance élevée. L'âge moyen auquel elle se déclare est 35 ans et les malades en meurent dans les 17 à 20 ans qui suivent. Les symptômes et les signes prédominants sont la chorée, une démence progressive et pour finir la rigidité et l'invalidité complète. Comme indiqué plus haut, l'anormalité génétique est due à une répétition trop importante de CAG dans la région du gène où se trouvent les codes sur le chromosome 4, entraînant une séquence glutamynique excessivement longue dans les protéines. Ces protéines se retrouvent dans tout le corps et le cerveau. Une expansion des répétitions de CAG passant de 7-35 à plus de 40 est invariablement associée à des manifestations de la maladie. Une forme juvénile de la maladie communément transmise par le père peut se déclarer dès l'âge de deux ou trois ans.

Les résultats cliniques de la maladie d'Huntington sont la chorée et la démence progressives, du fait de pertes neuronales massives, d'abord dans le néostriatum puis plus tard dans le cortex cérébral.

Les cerveaux des humains atteints de la maladie d'Huntington et ceux des souris transgéniques ayant un nombre accru de répétitions CAG comportent des inclusions intranucléaires d'huntingtine et d'autres composantes du complexe protéasomique qui correspondent aux régions du cerveau où les pertes neuronales sont considérables. Les neurones affectés dans le striatum sont des cellules épineuses de taille moyenne recevant principalement du cortex cérébral. Fait intéressant : les cellules intraneuronales non-épineuses de petite taille qui contiennent une certaine quantité de somostatine sont épargnées de façon sélective.[7]

Les inclusions nucléaires sont-elles toxiques ou bien constituent-elles un mécanisme de protection par ségrégation de la protéine normale, l'huntingtine, des autres composantes de la cellule? La question est au centre d'une controverse à l'heure actuelle.

Les tests génétiques de dépistage de la maladie de Huntington sont maintenant possibles et aisément disponibles.[8] Le test est très fiable pour confirmer le diagnostic et peut aussi être fait pour les membres de la famille qui ne souffrent pas de la maladie ou n'ont pas encore de symptômes. Il est intéressant que l'utilité du test dépende du statut de la personne en termes d'assurance. Au Canada, près de 25 % de sujets ne présentant pas encore de symptômes ont passé un test de dépistage pour obtenir l'information qui leur permettrait de planifier pour leur famille. Aux États-Unis par contre, où il n'y a pas de soins de santé pour tous, le risque de ne plus être admissible pour des assurances à la suite de tests de dépistage présymptomatique fait que beaucoup moins de personnes – quelques pourcents seulement – demandent à faire le test.

Sclérose latérale amyotrophique, ou maladie de Lou Gehrig

La sclérose latérale amyotrophique ou maladie de Lou Gehrig est une maladie qui affecte les neurones du cerveau et de la moelle épinière. Les neurones moteurs partent du cortex moteur des hémisphères du cerveau et passent par le tronc cérébral et la moelle épinière pour finir sur les neurones moteurs inférieurs qui innervent les muscles. Les neurones moteurs normaux sont parmi les plus longs du système nerveux et sont capables de survivre plus de 100 ans.

La sclérose latérale amyotrophique débute habituellement entre 50 et 70 ans. Chez un patient typique, les muscles innervés par le tronc cérébral et la moelle épinière s'atrophient du fait de la mort des neurones moteurs inférieurs, mais ceux qui contrôlent les mouvements oculaires et la fonction vésicale sont épargnés. La maladie est généralement sporadique, mais chez entre 1 et 10 % des patients, la maladie est héritée par transmission autosomale dominante. Les formes héréditaires et sporadiques de la maladie ne présentent pas de différences d'un point de vue clinique. Pour les deux, le pronostic est grave, la mort survenant dans les trois à cinq années suivantes pour 95 % des patients. Les études neuropathologiques montrent une perte de neurones moteurs dans tout l'axe neural. La mort des neurones est précédée par un rétrécissement des corps cellulaires, la formation de filaments contenant de l'ubiquitine et des gonflements axonaux.

La cause de la perte des neurones moteurs dans les cas de sclérose latérale amyotrophique demeure inconnue, mais un sous-groupe de patients atteints d'une forme familiale de la maladie (environ 20%) ont des mutations du gène codant la superoxide dismutase de type 1 sur le chromosome 21, une protéine intervenant dans la régulation des radicaux libres intracellulaires. Chez les souris transgéniques avec ces mutations, les neurones moteurs meurent.

Les modèles animaux transgéniques du gène SOD1 ont beaucoup été utilisés pour des études visant à trouver de nouveaux médicaments et produits chimiques qui pourraient être utilisés chez l'homme. Si certains se sont avérés efficaces chez les animaux, on n'en a trouvé aucun qui soit utile chez les humains.

Maladies à prions

Un intérêt tout particulier pour le Canada à l'heure actuelle sont les maladies que l'on appelle maladies à prions, dont on a montré qu'elles affectaient les vaches sous forme d'encéphalopathie spongiforme bovine (maladie de la vache folle) et dont on sait à présent qu'elles affectent aussi les animaux sauvages sous la forme de la maladie débilitante chronique des cervidés qui peut affecter les wapitis et les cerfs (et parfois les orignaux, quoique rarement). La protéine prion est normalement présente dans le cerveau. Il s'agit d'une protéine membranaire encodée par un gène sur le chromosome 22 dont on a montré qu'il est le principal agent de la dégénération dans la maladie de Creutzfeldt-Jakob (maladie sporadique rare affectant un sujet sur un million). En Europe, la protéine prion anormale consommée dans des animaux malades a causé ce que l'on appelle variante de la maladie de Creutzfeldt-Jakob qui a coûté la vie à environ 150 personnes, pour la plupart en Angleterre. Aucun cas de la variante de la maladie de Creutzfeldt-Jakob n'a été rapporté au Canada à ma connaissance. Aux États-Unis, un ou deux cas ont été associés à des patients qui avaient vécu un certain temps en Angleterre où il est possible qu'ils aient ingéré du boeuf contaminé par des aliments provenant, pense-t-on, de moutons atteints de la tremblante du mouton.

Si elles sont sporadiques, il est aussi clair que les maladies à prions sont infectieuses. Cela veut dire qu'elles peuvent être transmises lors de greffes de tissus, lors de l'administration d'hormones de croissance d'origine hypophysaire (le problème a disparu avec le recours à des hormones recombinantes) ou par ingestion orale. Les mutations sur le gène codant la protéine prion est transmissible par voie héréditaire. Un nombre important de mutations différentes ont été inventoriées et ont toute une gamme de caractéristiques cliniques qui différentient entre elles les variantes de ces maladies. Les caractéristiques pathologiques de ces dernières sont la dégénération des tissus spongiformes à l'intérieur du cerveau, accompagnée de symptômes de dégénération rapide de l'intellect et de troubles moteurs et, souvent, de secousses musculaires ou myoclonie.

L'importance biologique de l'agent est l'hypothèse proposée par Stanley Prusiner, selon laquelle l'agent infectieux, le prion, est seulement une protéine et aucun acide nucléique n'est nécessaire pour qu'il soit infectieux, que ce soit sous forme d'ADN ou d'ARN. Prusiner avance l'hypothèse que la protéine prion peut s'agréger pour former une structure aberrante autoréplicative qui offre un foyer pour l'accumulation subséquente de la protéine et la formation de fibrilles toxiques causant la mort des cellules neuronales. On ne sait pas encore vraiment quelle est la fonction normale de ces protéines prions, mais le fait qu'elles s'attachent aux membranes et qu'on les trouve dans les cellules suggère qu'elles jouent un rôle dans le maintien de la plasticité par les synapses (voir l'étude de Wilson pour l'état actuel des connaissances sur les maladies à prions).[18]

L'examen de systèmes modèles expérimentaux chez d'autres espèces a permis de bien mieux comprendre le mécanisme des maladies causées par ces protéines (β-amyloïde, huntingtine, α-synucléine, prions). La présence de protéines similaires dans la levure a fourni un mécanisme très efficace pour chercher des agents susceptibles d'aider les patients.

Schizophrénie

Selon des estimations récentes, le taux de prévalence de la schizophrénie serait entre 5 et 10 sur mille personnes et est similaire pour toutes les populations à travers le monde. L'incidence annuelle (nouveaux cas diagnostiqués) varie entre 1 et 5 pour mille habitants. Des études menées sur des jumeaux étayent la thèse selon laquelle les gènes contribuent pour 50 % à la probabilité d'être atteint de la maladie. Les résultats des examens neurologiques – comme des saccades oculaires anormales pouvant être antérieurs aux symptômes, la documentation de changements au niveau cérébral avec atrophie partielle visible au moyen de l'IRM, et des études montrant des déficits fonctionnels au moyen de l'IRMf et de la TEP – amènent tous à la supposition non-contestée que la maladie a une origine organique.

Le Professeur David A. Lewis, dans la préface d'une publication récente sur la schizophrénie, écrit que, selon l'Organisation mondiale de la santé, la schizophrénie est la cinquième cause principale d'invalidité et de mortalité précoce de tous les troubles médicaux rencontrés dans les économies de marché.[19]

L'ère génomique a facilité la recherche de gènes qui pourraient accroître la vulnérabilité à la maladie. Parmi ceux-ci, selon plusieurs études sur des populations, il y a un polymorphisme et des variations de l'haplotype sur le gène de la Neuréguline 1, un gène sur le chromosome 8 qui code une protéine concentrée dans les régions synaptiques dont on connait l'importance pendant le développement de la connectivité du cerveau.[20, 21] Le rôle d'autres gènes est moins clair, mais toutes les indications à ce jour portent à croire que la schizophrénie est un syndrome aux étiologies multiples, plus vraisemblablement polygénique que monogénique.

Progrès de la science pour élucider le rôle des fonctions cérébrales dans la santé et la maladie

J'aimerais décrire à présent plusieurs domaines génériques de recherche qui auront de profondes implications pour ce qui est d'élucider les maladies du cerveau et d'identifier des domaines prometteurs pour la conception de traitements. Les nouvelles approches permettront de conceptualiser des traitements possibles en changeant notre appréciation traditionnelle des soins et du traitement pour ces terribles maladies.

Plasticité cérébrale

Des études récentes ont montré que le cerveau adulte a une surprenante capacité de modification et de réorganisation régénératives. Ce domaine de recherche nous révèle que les cellules du tronc cérébral continuent de se développer dans le cerveau adulte, même chez les humains, et que la migration de ces cellules vers diverses régions du cerveau pourrait contribuer à la capacité de régénération. Même dans les cas avancés de maladie d'Alzheimer, cette plasticité est manifeste, ce qui suggère que les efforts de restauration structurelle et fonctionnelle se poursuivent. Les situations expérimentales sont les plus favorables à l'examen de la plasticité, dans le cadre du paradigme de l'expérience d'apprentissage. On y a montré qu'elle passe par des modifications de la forme et de la densité des synapses. On sait ainsi que la régénération après des lésions cérébrales, à la suite d'une attaque par exemple, est plus grande qu'on ne le pensait, avec une récupération remarquable des fonctions motrices et du langage chez certains patients. Des zones où la récupération neurologique est remarquable ont été mises en évidence au moyen de l'IRM fonctionnelle (IRMf).

Cellules souches, l'argument pour la médecine régénérative
Le sujet des cellules souches est lourd de ramifications politiques, religieuses et scientifiques. Du point de vue scientifique, les cellules souches ont un potentiel certain en termes de leur développement en une large gamme de tissus et de types de cellules. Elles pourraient donc, potentiellement, être utilisées à des fins thérapeutiques pour remplacer les tissus abîmés ou des substances chimiques dans le cerveau, pour la maladie de Parkinson par exemple. Les scientifiques savent depuis un certain temps qu'il y a en permanence régénération tissulaire dans certains organes et que l'on peut identifier dans ces organes des cellules capables de former de nouveaux tissus. Comme indiqué, des preuves semblables suggèrent maintenant qu'il est possible qu'il existe des cellules souches neuronales même chez l'adulte. Des études récentes sur le cerveau humain montrent cependant que c'est seulement dans le système olfactif et dans l'hippocampe que de nouveaux neurones sont créés. Ces dernières études viennent contester l'allégation antérieure que les migrations de cellules récemment formées depuis les zones ventriculaires vers le cortex cérébral sont possibles dans un cerveau pleinement développé.[22]

L'argument pour une médecine régénérative – un terme couramment utilisé pour désigner la recherche sur les cellules souches – est que, avec une population vieillissante chez qui les défaillances d'organes et les handicaps sont de plus en plus probables et avec les coûts connexes en termes de santé de la société, il est urgent d'explorer les possibilités de traiter les maladies qui ont jusqu'à maintenant été réfractaires aux progrès des médicaments traditionnels. Les technologies des cellules souches ont donc été mises de l'avant pour le remplacement des tissus, comme méthode pour étudier les premiers stades de la spécification des tissus et comme réactifs pour les dépistages conventionnels des drogues. Troisièmement, si des cellules souches sont dérivées de personnes porteuses de maladies génétiques, cela pourrait fournir un mécanisme pour explorer les réactifs et étudier la pathogenèse de la maladie et ainsi chercher de nouvelles approches pour les cibles théra-peutiques.

L'adoption de politiques en matières de recherches sur les cellules souches varie considérablement d'un pays à l'autre et, malheureusement, des légis-lations aux ramifications très vastes ont été mises en place. L'Angleterre, la Suède et Singapour ont trouvé des moyens adroits pour financer et soutenir les travaux avec des cellules souches, mais les États-Unis ont eux adopté une politique fédérale limitant l'utilisation d'appuis du gouvernement fédéral pour ce type d'études.[23] Nous avons eu la chance dans le Massachusetts de recevoir les encouragements et la permission de l'assemblée législative pour poursuivre des études dans ce domaine au Harvard Stem Cell Research Institute.

Modèles animaux

Entre les lignes de la discussion des maladies neurodégénératives, il y a les gains potentiels associés à l'utilisation de modèles animaux pour l'étude des maladies – des levures jusqu'aux souris – pour en comprendre les méca-nismes et pour essayer des médicaments possibles. Nous avons cependant eu de grandes déceptions avec des modèles animaux qui n'ont pas laissé prévoir les résultats d'études ultérieures chez les primates.

Agrégation protéine-protéine anormale causant la neurodégénération

On sait à présent de toutes les conditions discutées ici qu'elles sont associées à une accumulation anormale, dans les cellules du cerveau ou dans les tissus entourant ces cellules, de protéines qui s'agrègent pour former des signatures toxiques dévastatrices. On reconnaît de plus en plus l'importance des mécanis-mes de dégradation des protéines par le biais de la voie ubiquitine-protéasome. Des expériences ont montré que l'inhibition de cette voie chez des rats ayant des accumulations anormales de protéines, dans des modèles de la maladie de Parkinson, pourrait avoir des effets bénéfiques. Des traitements visant à prévenir cette accumulation sont actuellement à l'étude.[24]

Suivi et modification de la mort cellulaire programmée

Le processus de la mort cellulaire, appelé apostose, a fait l'objet de recherches poussées. Les changements enzymatiques divers qui se produisent pour déclencher le suicide au sein des cellules endommagées, en particulier lors-que leur fonctionnement est devenu déficient, pourraient être mis à profit pour interrompre ces processus en cas de problèmes de santé. Les caspases sont des enzymes qui ont d'abord été identifiés comme les gènes de la mort cellulaire pour l'apostose chez le ver C. elegans. Elles ont été étudiées en détail chez des modèles animaux de la maladie d'Alzheimer, la maladie d'Huntington et la maladie de Lou Gehrig. Les inhibiteurs de caspase sont prometteurs dans les modèles animaux mais ils n'ont pas encore fait l'objet d'évaluations cliniques.

Leçons sur l'évolution de l'homologie entre gènes

On s'est rendu compte que la présence de gènes similaires chez des membres différents du royaume animal permettait le développement d'études chez les animaux pour mieux comprendre les fonctions des protéines, études qui n'auraient jamais été possibles dans des modèles primates. Comme nous l'avons appris, même chez les espèces qui n'ont pas certains homologues des gènes humains, on constate les effets nocifs du gène mutant lorsque celui-ci est introduit dans leur génome – des modèles tout particulièrement utiles ont été créés chez la drosophile et le ver *C. elegans*.

Relations immunologiques et neurologiques

Les relations très fortes qui existent entre les systèmes immunitaires et nerveux ont récemment été mises en évidence par les études de Carla Shatz et ses collègues à Harvard Medical School. Ces études montrent que des molécules d'immunoglobuline associées au système HLA qui confèrent la spécificité immunologique existent aussi dans le cerveau et que, lorsqu'elles sont défectives, il en résulte un développement anormal du cerveau.[25] Ces constatations, combinées avec l'application de thérapies immunitaires pour enlever les matières toxiques du cerveau, ouvrent de nouvelles voies importantes pour la recherche.

Utilisation de l'ARN interférent pour modifier les phénotypes de maladies

Avec les résultats décevants de la thérapie génique, ce sont à présent les traitements novateurs au moyen de petites molécules d'ARN permettant d'intercepter individuellement les diverses fonctions des gènes qui suscitent l'excitation. Les progrès actuels dans ce domaine ont conduit à des études sur l'administration d'agents spécifiques d'interférence et à l'élaboration d'une méthode pour cibler avec des régions spécifiques du cerveau où la neutralisation du gène est souhaitée. Les premiers résultats sont très prometteurs. Ces travaux sont à la base de l'attribution du Prix Nobel de physiologie ou de médecine, en 2006, à Craig Mello et Andrew Fire.

L'avenir – Tisser de nouveaux liens avec les industries biotechnologique et pharmaceutique

Permettez-moi, pour commencer, de me pencher sur situation actuelle en termes de financement de la R&D pour tous les types de recherches dans les pays développés. Par la suite, je considérerai de l'état actuel du financement de la recherche en neuroscience et de formuler quelques suggestions pour de futures initiatives stratégiques qui pourront faciliter la conception de nouveaux traitements pour diminuer le fardeau de la maladie associé aux problèmes neurologiques et mentaux.

Les données en provenance des principaux pays développés en ce qui concerne les dépenses de recherche sont révélatrices quant à l'importance qu'ils accordent à la R&D en tant que véhicule d'innovation et de croissance économique pour l'avenir. Les États-Unis dépensent actuellement environ 325 milliards de dollars en R&D en tous genres. Environ un tiers de cette somme totale, soit 100 milliards de dollars, va au vaste domaine des sciences de la vie. Bien que cette contribution soit phénoménale, si l'on tient compte de la R&D militaire, on constate que l'accent n'est plus, aux États-Unis, sur l'augmentation des dépenses dans la R&D, comparé à ce qui se passe en Inde et en Chine (*The New York Times,* 3 septembre 2006).

Si l'on regarde les dépenses de R&D en tant que pourcentage du PIB total (produit intérieur brut) dans les pays du Groupe des huit et en Scandinavie et en Suisse, les États-Unis arrivent derrière la Suède, la Finlande, le Japon, la Suisse, l'Islande et la Corée du Sud. Bien que l'on ne dispose pas de chiffres précis pour le Canada, il vient sans doute plus loin dans le classement.

Hamilton Moses, du Alerion Institute, a donné un aperçu de la recherche en sciences de la vie à l'heure actuelle aux États-Unis.[26] Il estime que le fardeau de la maladie associé aux maladies neurologiques dégénératives est responsable d'environ 6% des dépenses en services de soins de santé, mais de 30% des dépenses causées par l'incapacité de travailler, toutes maladies confondues.

Aux États-Unis, le financement pour la recherche biomédicale provient de quatre sources principales: le gouvernement fédéral, les gouvernements des États et les gouvernements locaux, des fondations privées ou à but non-lucratif et l'industrie.

Au total, le soutien financier pour la recherche biomédicale aux États-Unis atteint approximativement 100 milliards de dollars par an à l'heure actuelle, la moitié de cette somme provenant de l'industrie. Cela représente, en pourcentage, 7% du budget des soins de santé (1,6 billion de dollars). Si l'on analyse plus avant les données, on voit que, aux États-Unis, 28% du

soutien financier pour la recherche biomédicale vient des NIH, 29% de compagnies pharmaceutiques, 19% de compagnies de biotechnologie, 10% de
fabricants de dispositifs médicaux et le reste d'autres sources de financement
fédérales, d'États, locales ou privées (ces dernières représentant 3%).

Un gros problème en ce moment est le glissement des fonds dans l'industrie hors des découvertes en R& D de base vers les essais cliniques. En
dépit de ces dépenses majeures et de la nouvelle concentration de l'industrie
pharmaceutique sur les essais cliniques, le nombre de nouveaux médicaments
approuvés par la Federal Drug Administration (FDA) entre 1998 et 2004
aux États-Unis n'a pas beaucoup augmenté, la majorité de la croissance étant
dans le secteur de la biotechnologie.

En 2004, les laboratoires pharmaceutiques n'ont produit que 11 nouveaux
médicaments, les sociétés de biotechnologie 20. [27]

Si l'on regarde la même répartition des dépenses en termes de recherche
en neurosciences, on voit qu'environ 20% du montant total des dépenses
(soit environ 20 milliards de dollars) est allé à des études scientifiques, tant
en sciences appliquées qu'en sciences fondamentales. Malheureusement,
peu de progrès ont été faits pour ce qui est de découvrir des agents neurologiques efficaces au cours des 15 dernières années.Les avancées continuent
à être décevantes en dépit du fait que le génome humain a été séquencé, le
budget des NIH doublé au cours des dix dernières années et les outils dont
on dispose en sciences de la santé grandement améliorés. L'industrie pharmaceutique demeure la plus profitable du monde. Le processus de la FDA
pour l'approbation est plus rapide et efficace qu'il ne l'a jamais été. Alors
pourquoi se fait-il que de moins en moins de médicaments sont approuvés
chaque année et pourquoi n'approuve-t-on aucun médicament qui modifie
la progression de la maladie d'Alzheimer ou de la maladie de Parkinson?

Le manque de financement entre le stade des recherches en sciences
fondamentales et le moment où des cibles potentielles ou des candidats-
médicaments sont reconnus et font l'objet d'essais cliniques est de plus en
plus préoccupant (Figure 1). Les entreprises hésitent beaucoup plus à investir
dans des recherches en laboratoire faites dans des universités parce que
l'impression est qu'il n'y a pas grand chose à gagner. Autrefois, l'industrie
se jetait sur les découvertes faites par les universitaires et s'en emparaient
dès les premières étapes pour les développer plus avant. De nos jours, l'industrie évite beaucoup plus de prendre des risques, créant un blanc dans le
soutien.

Figure 1. **L'industrie évite de plus en plus de prendre des risques, créant un blanc**

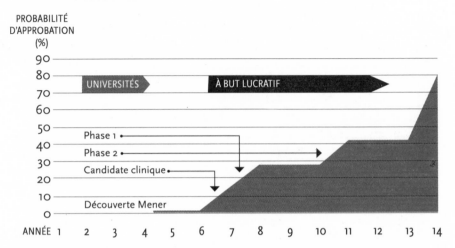

Tiré de Peter Lansbury, *Laboratory of Drug Development, Harvard Center, dans Neurodegeneration for Neurodegeneration and Repair*

Que réserve l'avenir?

Cet ensemble de circonstances a mené à la création du Harvard Center for Neurodegeneration and Repair (HCNR) qui cherche à combler ce blanc en éduquant les étudiants et scientifiques en début de parcours quant aux possibilités offertes par les nouvelles approches thérapeutiques. Nous avons aussi commencé à inclure l'investissement de démarrage dans la découverte de médicaments dans nos activités, créant le Laboratory of Drug Discovery in Neurodegeneration (LDDN) pour prendre les candidats-médicaments et les amener au stade où ils peuvent intéresser le secteur commercial, où ils peuvent faire l'objet d'essais cliniques précoces (Figure 1). Plusieurs candidats ont été identifiés pour la maladie d'Alzheimer et la maladie de Parkinson. Des liens avec le secteur commercial ont été forgés et une nouvelle entreprise, Link Medicine, est en train d'être créée avec des fonds privés. Un candidat modificateur de la maladie pour le traitement de la maladie d'Alzheimer, par exemple, administré au moment du diagnostic, pourrait réduire la prévalence de cette maladie débilitante, ce qui aurait d'énormes avantages en termes de santé publique. Le même médicament, donné avant que n'apparaissent les symptômes, pourrait aider à prévenir leur apparition pendant la durée de vie normale de la personne (voir le site Web <http://www.neurodiscovery. harvard.edu>).

Le HCNR s'est développé grâce à la réussite du Dana-Farber Harvard Cancer Center qui réunit toutes les recherches fondamentales sur le cancer du corps médical d'Harvard – plus de 750 chercheurs, cinq grands hôpitaux de recherche – et, avec l'appui financier du National Cancer Institute, est devenu un vecteur important de l'expansion rapide des essais cliniques. Le Cancer Center a réussi à obtenir le financement nécessaire pour sept subventions SPORE, ou Special Projects of Research Excellence, portant essentiellement sur les principaux cancers (poumon, prostate, sein, etc.).

La réorganisation des Instituts canadiens de recherche en santé qui, me semble-t-il, ont été brillamment conçus par Henry Friesen sur le plan stratégique, ont fourni un nouveau cadre stimulant et efficace pour la recherche en neuroscience fondamentale et translationnelle. L'Institut des neurosciences, de la santé mentale et des toxicomanies (INMST), sous la direction du neuroscientifique Remi Quirion, s'est attaqué au défi au moyen de nouvelles formations en recherches interdisciplinaires, de nouveaux centres d'excellence pour l'innovation et les découvertes, et s'emploie à créer de nouveaux réseaux interinstitutionnels fondés sur la collaboration qui feront avancer les nouvelles découvertes plus rapidement jusqu'au stade des études cliniques translationnelles.[28] Au milieu de ces nouveaux développements, il est préoccupant de voir que la position actuelle du gouvernement du Canada semble tendre dans le sens du retranchement par rapport aux recherches en sciences au lieu d'aller dans le sens d'un engagement déterminé qui était manifeste ces cinq dernières années.

En conclusion, en ce qui concerne l'avenir, les arguments avancés peuvent se résumer ainsi :

1. Les maladies du cerveau sont un fardeau énorme pour les patients, leur famille et la société.
2. Rares sont les traitements efficaces qui ont été mis au point en dépit du financement considérable offert, les efforts dans le domaine pharmaceutique et les nouvelles approches à l'égard de la science.
3. Il pourrait être dangereux de trop insister sur les développements possibles car les problèmes associés aux maladies du cerveau sont si complexes.

Comment procéder? La réussite passera par de nouvelles approches des efforts interdisciplinaires combinant le pouvoir de l'analyse computationelle, la physique et la chimie au sein d'équipes interdisciplinaires capables d'aller au-delà des frontières et des limites qui sont habituellement l'apanage des technologies possibles (Tableau 4, Figure 2).

Tableau 4. **Que réserve l'avenir : thérapies à l'horizon?**
- Importance de la collaboration et du travail interdisciplinaire
- Recherche de moyens pour accroître la participation de plus de spécialistes des sciences fondamentales dans la recherche de solutions aux problèmes biologiques
- Besoin critique de mécanismes de financement pour combler le fossé entre les approches scientifiques et les recherches cliniques
- Nécessité de redéfinir et alléger la dépendance par rapport à la propriété intellectuelle

Figure 2. **Notre défi : Combler le fossé dans le processus de développement**

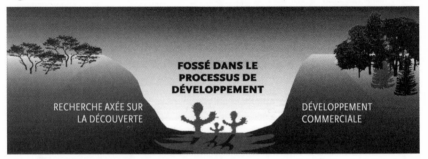

The Office of Technology Development, Université Harvard, 2006

- Le fossé dans le processus de développement est le facteur principal limitant le transfert technologique.
- La technologie vient trop tôt et les points d'entrée pour les investissements viennent maintenant plus tard dans le processus.
- Les technologies dans les universités ne peuvent progresser suffisamment à cause d'un manque de ressources et de savoir faire.
- De nouvelles technologies prometteuses restent dormantes, n'étant jamais développées ou étant transférées trop tôt à l'industrie.

Dans le monde des neurosciences cliniques, je suis intimement convaincu que les recherches neurologiques et psychiatriques doivent être conjointes par le biais d'une meilleure éducation des personnes que nous formons quant aux recherches scientifiques sur le cerveau et d'un partage des méthodes communes pour la formation d'images du cerveau, la génomique et la neuropathologie moléculaire moderne. La prochaine génération d'étudiants doit être incitée à mettre au placard la territorialité qui a créé des fossés entre les différents secteurs.[29]

Nous devons chercher de nouveaux mécanismes pour le co-financement des projets de recherche avec l'appui du gouvernement fédéral, de philanthropes et de l'industrie. Les problèmes relatifs à la propriété intellectuelle sont sources de terribles frustrations et ils freinent le progrès et ralentissent la mise en commun d'information importante.[30-33]

Références

Note : L'auteur est conscient que la liste de références fournie ici ne rend pas justice à toutes les contributions remarquables dans le domaine à l'étude. S'il avait ajouté une liste complète de citations aurait rendu, le présent manuscrit aurait été tellement long qu'il en serait devenu illisible.

1. Cheng KW, Friesen HG, Martin JB. Neurophysin in rats with hereditary hypothalamic diabetes insipidus (Brattleboro strain). Endocrinology 90:1055, 1972.
2. Cheng KW, Martin JB, Friesen HG. Studies of neurophysin release. Endocrinology 91:177, 1972
3. Martin JB, Lal S, Tolis G, Friesen HG. Inhibition by apomorphine of prolactin secretion in patients with elevated serum prolactin. J Clin Endocrinol Metab 39:180, 1974.
4. Gusella JF, Wexler NS, Conneally PM, Naylor SL, Anderson MA, Tanzi RE, Watkins PC, Ottina K, Wallace MR, Sakaguchi AY, Young AB, Shoulson I, Bonilla E, Martin JB. A polymorphic DNA marker genetically linked to Huntington's disease. Nature 306:234, 1983.
5. Martin JB. Molecular basis of the neurodegenerative disorders. N Engl J Med 340:25:1970, 1999.
6. Gusella JB et collaborateurs internationaux. HD gene. Cell, 1993.
7. Martin JB, Gusella JF. Huntington's disease: pathogenesis and management. N Engl J Med 1986, 315: 1267-12-76.
8. Meissen GJ, Myers RH, Mastromauro CA, Koroshetz WJ, Klinger KW, Farrer LA, Watkins PA, Gusells JF, Bird ED, Martin JB. Predictive testing for Huntington's disease with use of a linked DNA marker. N Engl J Med 1988, 318:535-542.
9. Martin JB, éd. Molecular Neurology. Scientific American Press, New York, 1998.
10. Martin JB. The integration of neurology, psychiatry, and neuroscience in the 21st century. Am J of Psychiatry 159:5:695, 2002.
11. Brookmeyer R, Gray S, Kawas C. Projections of Alzheimer's Disease in the United States and the public health impact of delaying disease onset. American Journal of Public Health 88:9:1337, 1998.
12. Tanzi RE, Tangles and neurodegenerative disease – A surprising twist. N Engl J Med 353:17:1853, 2005.
13. Alzheimer's Disease. Nature Medicine 12:744, 2006.
14. Archer HA, Edison P, Brooks DJ, Barnes J, Frost C, Yeatman T, Fox NC, Rossor MN. Amyloid load and cerebral atrophy in Alzheimer's disease: An 11C-PIB positron emission study. Ann Neurol 60:145, 2006.
15. McLaurin J, et al. Cyclohexanehexol inhibitors of Aβ aggregation prevent and reverse Alzheimer phenotype in a mouse model. Nature Medicine 12: 801, 2006.
16. Ascherio A, et al. Pesticide exposure and risk for Parkinson's disease. Ann Neurol 60:197, 2006.
17. Kowall NW, Ferrante RJ, Martin JB. Patterns of cell loss in Huntington's disease. Trends Neurosci 10:24, 1987.

18. Wilson J F. Why prion diseases are a mystery and why they matter. Annals of Int Med 143:774776, 2005.
19. The American Psychiatric Publishing Textbook of Schizophrenia, pp. 1-435, 2006.
20. Fischbach GD. Schizophrenia: signals from the other side. Nature Medicine 12:7:734, 2006.
21. Hahn C-G, et al. Altered neuregulin 1-erbB4 signaling contributes to NMDA receptor hypofunction in schizophrenia. Nature Med 12:824, 2006.
22.Rakic P. No more cortical neurons for you. Science 313: 928, 2006.
23. Mathews DJH. Integrity in international stem cell research collaborations. Science 313: 921922, 2006.
24. Beal F. The proteasomal inhibition model of Parkinson's disease. Ann Neurol 60:158,2006.
25. Syken J, GrandePre T, Kanol P, Shatz C. PirB Restricts ocular-dominance plasticity in visual cortex. Science in Press (en ligne) 10.1126/science.1128232, août 17, 2006.
26.Moses H. Personal communication.
27. Moses H, Martin, J.B. What should be done to improve the productivity of neurological research. Annals of Neurology, décembre 2006.
28. Quirion R. A Canadian experiment: the Institute of Neurosciences, Mental Health and Addiction. Trends in neuroscience 25: 268, 2002.
29. Coyle JT, Martin JB. For the optimal treatment of neuropsychiatric disorders: the rapprochement of neurology and psychiatry. Proceedings from the Josiah Macy Jr. Conference on The Convergence of Neuroscience, Behavioral Science, Neurology & Psychiatry, 2005.
30. Dauphinée D, Martin JB. Breaking down the walls: thoughts on the scholarship of integration. Acad Med 75:881, 2000.
31. Martin JB, Kasper DL. In whose best interest? Breaching the academic-industrial wall. N Engl J Med 343:1646, 2000.
32. Moses H, Martin JB. Academic relationships with industry – a new model for biomedical research. JAMA 285: 933, 2001.
33. Moses H, Braunwald E, Martin JB, Thier SO. Collaborating with industry – choices for the academic medical center. N Engl J Med 347(17): 1371, 2002.

Biographie

Joseph B. Martin, professeur « Caroline Shields Walker » de neurobiologie et neurosciences cliniques, est président du Centre de Harvard NeuroDiscovery. Auparavant, it était doyen de la faculté de médecine de l'Université Harvard, 1997-2007, et doyen de l'École de médecine de l'Université de Californie à San Francisco durant quatre ans, puis chancelier de cette université durant quatre autres années. Alors qu'il était doyen, le Dr Martin a fondé le W.M. Keck Foundation Center for Integrative Neurosciences, qui s'emploie à combiner les études sur le cerveau aux études comportementales, et le Gladstone Institute for Virology and Immunology, qui fait des recherches sur le sida; il a aussi entamé la planification du Comprehensive Cancer Center. En tant que chancelier de l'UCSF, il a préparé un plan de développement à long terme pour le renouvellement du campus et a obtenu l'engagement de la ville de San Francisco d'agrandir le campus et de créer un deuxième site d'importance à Mission Bay.

À l'Université Harvard, en 1999, le Dr Martin a collaboré à la fondation du Dana-Farber/Harvard Cancer Center, un partenariat novateur qui regroupe sept établissements affiliés à l'Université et qui vise à réduire la dominance du cancer. En 2001, avec le soutien d'un donateur anonyme, le Dr Martin a mis sur pied le Harvard Center for Neurodegeneration and Repair, une communauté virtuelle de plus de 500 chercheurs et cliniciens en neurologie et neurosciences qui travaillent de concert pour mieux comprendre les mesures de prévention, les causes et le traitement des maladies neurodégénératives. En 2003, le Dr Martin a inauguré la nouvelle installation de recherche de l'École de médecine de Harvard. Ce bâtiment de 525 000 pieds carrés, le plus grand construit à Harvard, est conçu de manière à favoriser la collaboration entre les sciences fondamentales et les sciences cliniques.

Le Dr Martin est né en 1938, à Bassano, Alberta, Canada. Il a commencé ses études en médecine à l'Université de l'Alberta, à Edmonton, et a obtenu son diplôme de médecine en 1962. Il a fait sa résidence en neurologie en 1966, recevant une bourse de recherche en neuropathologie à l'Université Case Western Reserve à Cleveland, en Ohio, en 1967, et a obtenu un doctorat en anatomie de l'Université de Rochester en 1971.

2e Conférence

L'HORIZON INFINI DE LA RECHERCHE EN SANTÉ : LE CANADA, EST-IL VISIBLE?

JOHN R. EVANS
CC, O ONT, MD, LLD

C omme beaucoup d'entre vous, j'ai eu la chance d'être inspiré par des héros à différents stades de ma carrière. Mes héros personnels ont été Andy Lockhart, un professeur du secondaire passionné d'histoire; le Dr Ray Farquharson, un grand médecin et un pionnier en science clinique et le Dr Harry Thode, un scientifique de renommée internationale, l'ancien président de l'Université McMaster. Ils sont malheureusement tous décédés. Mais un autre de mes héros est encore bien vivant et en pleine santé et il est parmi nous aujourd'hui. Le Dr Henry Friesen est un scientifique remarquable, un protecteur visionnaire de la recherche en santé. C'est indéniablement un grand honneur pour moi d'être associé à lui par le biais du Prix international qui porte son nom.

L'héritage Friesen

Avant de nous demander quelles devraient être les prochaines étapes, n'oublions jamais qui était Henry Friesen, celui qui nous a permis d'arriver où nous sommes en créant un modèle pour transformer le Conseil de recherches médicales en Instituts de recherche en santé du Canada, en leur donnant pour mission non plus seulement la médecine mais la santé, en suscitant l'intérêt des milieux des sciences physiques et sociales et en concentrant l'attention sur certains besoins en matière de santé publique négligés jusque-là, comme la santé des Autochtones.

Ces dix dernières années, les IRSC ont continué de se développer en tant que principal organisme fédéral de recherche en santé. De nouvelles initiatives ont été ajoutées pour répondre à des besoins stratégiques, parmi lesquelles :

- Des Réseaux de centres d'excellence nationaux pour parvenir à une masse critique et un mélange de disciplines s'inspirant du leadership de Fraser Mustard, fondateur de l'Institut canadien de recherches avancées
- Trois fondations spécialisées érigées au moyen de dividendes budgétaires et visant à renforcer le leadership du Canada dans le domaine de la recherche en santé :
  - La Fondation canadienne de la recherche sur les services de santé (FCRSS), pour promouvoir la recherche sur les systèmes de santé
  - La Fondation canadienne pour l'innovation (FCI), pour financer

l'infrastructure stratégique de recherche

- Génome Canada, pour ne pas se laisser distancer par les avancées en génomique et en protéomique, domaines qui progressent à vive allure et dans lesquels le Canada a des scientifiques hors pair
- Le Programme des chaires de recherche du Canada, pour permettre aux établissements universitaires d'attirer et de retenir des scientifiques d'exception
- Une provision pour les coûts indirects de la recherche, pour couvrir en partie les coûts indirects des recherches dans les établissements universitaires hôtes

L'éventail de mécanismes reflète la tension qui existe entre la pression exercée par le milieu de la recherche pour que le financement des recherches menées à l'initiative des chercheurs soit augmenté et le désir du gouvernement de rendre la subvention des recherches plus stratégique et visible pour le public.

La Fondation canadienne pour l'innovation en est un bon exemple. En 1997, l'honorable Paul Martin, alors ministre des Finances, a reconnu la nécessité d'augmenter le soutien pour la recherche mais, après dix années de déficits budgétaires, il voulait éviter d'augmenter les dépenses annuelles renouvelables. Il voulait en outre que les ressources additionnelles aient un impact évident, au lieu de les répartir entre la totalité des subventions du Conseil de recherches. Pour atteindre ces deux objectifs, des fonds ont été soustraits aux fonds sous-utilisés en fin d'exercice et transférés à une fondation non-liée, indépendante, ayant pour mission expresse de renforcer l'infrastructure dans les établissements de recherche.

La FCI était à l'avant-garde de plusieurs manières :
- Les subventions de la FCI étaient exclusivement pour des équipements de recherche sophistiqués et des locaux, pas pour les frais d'exploitation.
- Le processus des subventions a incité les établissements d'enseignement à fixer des priorités pour la recherche, du fait que ce sont les établissements qui faisaient la demande de subventions – pas les chercheurs – et la demande de subvention devait être en accord avec les priorités déclarées de l'établissement.
- Pour les subventions majeures pour de l'équipement, la FCI encourageait les candidatures conjointes de plusieurs établissements, ce qui a entraîné une plus grande collaboration entre institutions.

- La FCI a mis à l'essai un modèle de gouvernance indépendante en vertu duquel le Conseil d'administration rendait compte de sa gérance une fois par an au Parlement et non à un ministère du gouvernement.
- Avec près de trois milliards de dollars à dépenser sur dix ans, sans garantie que d'autres fonds seraient disponibles par la suite, les institutions et la FCI ont été motivées pour planifier de façon stratégique les concours pour les subventions.

La plupart des observateurs ont sous-estimé l'impact profond des subventions d'infrastructure pour de l'équipement de recherche stratégique pour ce qui est de donner les moyens aux scientifiques établis de réussir au niveau mondial. Les Fonds des initiatives nouvelles pour de l'équipement stratégique ont constitué de puissants incitatifs pour le recrutement de nouveaux scientifiques et le lancement rapide de leurs recherches, ce que les grands organismes subventionnaires, pris dans les difficultés financières, ne pouvaient pas faire.

La dernière décennie a été formidable! Il faut maintenant se tourner vers l'avenir et voir comment nous pouvons faire mieux et plus.

Penser maintenant à l'avenir

L'augmentation et la diversification des sources de financement ont dégagé un horizon infini de possibilités pour la recherche en santé en termes des programmes de subventions, du champs très large des disciplines, du contexte mondial et de l'intersection avec le commerce. En même temps, avec plus d'un milliard de dollars investi chaque année par le gouvernement fédéral dans les recherches en santé et des investissements de contrepartie considérables par les provinces, les deux paliers de gouvernement examinent encore plus attentivement la responsabilité et le rendement des investissements.

L'avenir est à présent incertain pour les divers organismes subventionnaires fédéraux et les fondations dont l'existence est limitée dans le temps, comme la FCI et Génôme Canada. Une nouvelle initiative est en train de prendre forme au Canada, qui concerne les Centres d'excellence en commercialisation et en recherche. On est également en train de se pencher sur l'avenir des laboratoires « internes » du Conseil national de recherche. En même temps, les gouvernements poussent pour que les ressources soient consacrées aux priorités identifiées pour les recherches futures. Des délibérations sont en cours. Les académies canadiennes pourraient être des intervenantes respectées dans ce processus.

L'augmentation substantielle du financement pour la recherche au cours des dix dernières années a fait des établissements de recherche canadiens d'excellents endroits pour faire des recherches en santé, pour attirer des scientifiques brillants et pour établir des équipes de renom international reconnues à l'échelle mondiale. Le moral est devenu meilleur et le Canada est considéré comme un excellent endroit où travailler. Il serait tragique que des doutes quant à l'engagement durable du gouvernement envers la recherche viennent saper le moral collectif et fassent perdre l'élan acquis. Les gens de talent se déplacent et la demande est grande.

Rien ne donne à penser que le rythme auquel se succèdent les découvertes scientifiques va ralentir. Pour rester à la pointe du progrès, les institutions doivent continuer à attirer et à former des gens de grand talent, tant dans le corps enseignant que parmi les étudiants, y compris ceux au niveau post-doctoral. Elles doivent aussi créer un milieu de recherche stimulant avec un appui financier sûr. Parmi tous les talents nécessaires, trois catégories méritent une attention particulière.

Tout d'abord, les cliniciens-chercheurs. Ce sont eux qui viennent en tête pour la recherche translationnelle, veillant à ce que les résultats des recherches passent des laboratoires au chevet des patients. Nous parlons ici d'une espèce en voie de disparition! Ayant deux matières principales dans leurs études – les sciences fondamentales et la médecine clinique comme sous-spécialité – ils font plus de dix ans d'études supérieures spécialisées et on attend ensuite d'eux qu'ils maintiennent le plus haut niveau de compétence tant dans le domaine scientifique que clinique, ce qui est extrêmement difficile. Il est impératif que leur temps et leurs efforts soient consacrés à la recherche – pour lequel ils ont spécifiquement été formés, et non à préparer d'innombrables demandes de subventions ou à voir des patients en consultation, pour s'assurer des revenus.

Le deuxième groupe qui mérite une attention particulière est celui des boursiers de recherches postdoctorales. Ils devraient être reconnus comme une ressource stratégique cruciale. Nous devons tirer parti de leur talent et de leur loyauté et créer les conditions nécessaires pour qu'ils puissent se développer au Canada. Beaucoup remplissent des fonctions de directeur adjoint d'équipes de recherche et ils sont souvent des candidats prometteurs pour des postes dans l'enseignement ou dans des entreprises en démarrage, nécessitant beaucoup de R&D. Notre avenir dépend d'eux!

Une troisième catégorie de ressources humaines, inhabituelle mais qui ne devrait pas être négligée, est celle des collaborateurs en ligne qui interagissent avec le public dans les forums de discussion sur Internet, les wikis, les blogues et les médias sociaux. Pour la plupart d'adolescents ou ayant moins de 30 ans, ces jeunes de la génération de l'Internet sont souvent dépourvus de titres de compétences scientifiques ou d'affiliations à des institutions. Pour pouvoir prendre parti de cette ressource virtuelle à la créativité unique en son genre, il faudrait avoir un filet dérivant pour relever, trier et saisir des idées à explorer plus avant, affiner ou introduire sur le marché. Il faut que les établissements de recherche trouvent des moyens d'exploiter ces processus en ligne qui présentent idées et problèmes à des milliers d'imaginations.

Pour attirer et retenir des gens de grande qualité, il nous faut des établissements d'enseignement eux-mêmes de grande qualité et dotés d'une solide culture de recherche et déterminés dans leur quête de l'excellence. Pour être compétitifs au niveau mondial et parvenir à attirer et à retenir des gens de talent, cependant, ils devront aussi se concentrer sur les domaines prioritaires en matière d'excellence de la recherche, au lieu d'éparpiller leurs ressources comme ils le font maintenant. Nous devons parier, en prenant des risques mesurés, sur certains domaines de recherche intensive importants qui, à l'avenir, définiront le leadership du Canada à l'échelle mondiale. Nos politiques en matière de recherches devraient favoriser une différentiation plus nette entre les rôles des institutions et la collaboration inclusive de scientifiques exceptionnels appartenant à d'autres institutions, tant canadiennes qu'étrangères. Les organismes subventionnaires devraient reconnaître et récompenser les stratégies de ce type.

Ces organismes subventionnaires devraient aussi se pencher sur leurs processus et sur ceux des autres pays pour ce qui est de promouvoir l'innovation, les économies et la convivialité. Il ressort de l'expérience récente qu'il est important d'avoir différentes stratégies pour l'amélioration de la recherche, comme :

- Le regroupement de scientifiques d'exception, pour parvenir à une profondeur et à une diversité de pointure mondiale comme c'est le cas pour les Réseaux de centre d'excellence et Génome Canada
- Des initiatives de recherche rendues possibles par une infrastructure adaptée, tel qu'illustré par l'efficacité des subventions de la FCI pour des outils sophistiqués pour l'analyse et la formation d'image, une capacité informatique perfectionnée et d'autres équipements ouvrant de nouvelles possibilités
- Une infrastructure basée sur la population pour permettre des enquêtes et des études longitudinales sur les déterminants sociaux, économiques et environnementaux de la santé; l'identification précoce des prédispositions génétiques au cancer et à d'autres maladies; ainsi que d'autres domaines de recherche quantitative en sciences sociales

- Des recherches tirant parti d'Internet et profitant de la possibilité de présenter des idées et des problèmes à des collaborateurs en ligne, à des milliers d'esprits créatifs, dans le cadre d'un processus productif, non-structuré et interactif.

Il faudrait étudier des stratégies différentes pour rendre le processus de recherche plus productif et permettre aux scientifiques canadiens d'atteindre le plus haut niveau possible de qualité et d'ingéniosité.

Il serait naïf de s'imaginer qu'on peut compter sur une croissance continue du soutien financier pour la recherche. En fait, plus la recherche recevra de fonds publics, plus elle sera soumise à un examen rigoureux. Les gouvernements souhaiteront davantage de responsabilisation, de rationalisation entre les organismes fédéraux, de rentabilité économique et sociale des investissements et des innovations dans le processus de recherche. Ils chercheront à ce que le public en général reconnaisse que la recherche est un bon investissement des deniers publics. Ils seront extrêmement sensibles aux critiques formulées par le public si celui-ci se plaint que les pontes de la recherche sont indifférents à ses préoccupations et à ses recommandations.

Le processus politique, toujours agité, prospère à coup de nouvelles initiatives, au lieu d'appuyer celles qui existent déjà. Le milieu de la recherche doit livrer la marchandise dans tous les domaines et communiquer de plus en plus habilement au public la valeur des investissements dans la recherche, dans l'immédiat et à long terme. Comme indiqué plus tôt, les académies canadiennes, indépendantes des organismes subventionnaires, pourraient apporter aux gouvernements et au public en général des opinions indépendantes sur les stratégies de recherche et les politiques en matière de répartition du financement tout en adressant des critiques constructives au milieu de la recherche. Définir des instruments de mesure adaptés pourrait être un bon point de départ.

L'horizon de la recherche en santé en tant que discipline

L'histoire de la recherche en santé au Canada est solidement ancrée dans les sciences médicales fondamentales et dans les disciplines cliniques. À commencer par la découverte de l'insuline, les scientifiques canadiens ont apporté des contributions précieuses à la pathophysiologie, la biologie moléculaire, la génétique, la neuroscience, tout ce qui concerne les cellules souches, la formation d'image et bien d'autres domaines de la recherche biomédicale et des traitements spécialisés. Il reste d'innombrables occasions de mieux comprendre les processus pathogéniques et de concevoir des interventions permettant un diagnostic plus précoce et plus précis, une thérapie mieux adaptée et personnalisée et ayant pour buts ultimes la détection précoce et la prévention. C'est au niveau des fonctions du cerveau que les défis seront peut-être les plus grands, car il s'agit du centre de la mémoire, de la raison, de la créativité, des communications et du comportement pour les homo sapiens. Grâce aux progrès extraordinaires dans la formation d'images, on a maintenant de nouveaux instruments pour tenter de démêler les mystères de la fonction de cent milliards de neurones et de leurs interactions entre eux, ainsi que des outils précieux pour remédier à des maladies comme la maladie d'Alzheimer et la sclérose latérale amyotrophique.

Si la recherche biomédicale et clinique demeure le segment le plus important et le plus dynamique de la recherche en santé au Canada, le rôle de disciplines au-delà des sciences biomédicales a rapidement augmenté pour inclure des experts de pratiquement tous les domaines des sciences sociales ainsi que de l'éthique, de l'environnement, du droit et de la nutrition. Les résultats des recherches mettent en lumière des déterminants sociaux de la santé d'une grande importance, comme les effets profonds de la privation sociale sur le développement du jeune enfant, les conséquences – des dizaines d'années plus tard – de la malnutrition des enfants et les difficultés particulières auxquelles sont confrontés les pauvres, les jeunes autochtones, les minorités isolées et les immigrants récents, en ce qui concerne le développement. Ces études font ressortir l'interconnectivité des sciences lorsqu'il s'agit de comprendre comment le cerveau fonctionne en relation avec les conditions extérieures tout au long du développement. Les résultats sont cruciaux pour l'élaboration de politiques efficaces et d'initiatives commerciales pour le changement.

Les sciences relatives à l'évaluation clinique sont depuis longtemps un domaine dans lequel le Canada se défend bien, dans le sillage des travaux d'avant-garde de David Sackett et de ses collègues en épidémiologie clinique et sur la prise de décisions cliniques fondées sur des preuves et de ceux de l'Institut de recherche en services de santé de David Naylor.

Qu'il s'agisse d'éthique, de transmission des signaux extracellulaires et intracellulaires, de cohortes ou de formation d'images, la recherche en santé puisse à présent dans les disciplines des différentes académies tout en contribuant à leurs connaissances.

Recherche sur les systèmes de santé

Une cible capitale pour les sciences sociales quantitatives est l'efficacité du système de soins de santé. La quasi totalité des pays industrialisés continuent d'être confrontés à une escalade des coûts liés aux soins de santé. Les dépenses de santé atteignent à présent 40% du PIB dans la plupart des provinces. De nouvelles techniques de diagnostic efficaces et des médicaments nouveaux, des augmentations du personnel médical et paramédical, le remplacement d'hôpitaux vétustes et les besoins spéciaux d'une population vieillissante menacent d'absorber une part encore plus grande du PIB. Dans ce contexte, les ministères de la Santé sont peu enclins à investir aussi dans la recherche en santé. De nouveaux programmes axés sur la recherche sur les systèmes de santé sont nécessaires pour accroître la qualité des soins, assurer leur accessibilité, réduire les temps d'attente, établir des systèmes de soutien aux décisions cliniques, inventer de meilleures approches pour le soutien aux personnes fragiles et âgées vivant chez elles et introduire des programmes complets pour la gestion thérapeutique des maladies chroniques. Mais peu de ces changements utiles réduiront les frais ou les attentes du public.

Pour la plupart des industries autres que celle de la santé, l'amélioration continue de l'efficacité est absolument nécessaire si elles veulent demeurer compétitives sur le marché mondial. Au Canada, le système à payeur unique, monopole provincial, met l'industrie de la santé à l'abri des pressions normales associées à un marché concurrentiel et fait que le payeur est moins enclin à envisager les investissements initiaux dans la recherche qui sont nécessaires pour les améliorations de la productivité à long terme. Cette inefficacité du marché, certainement pas propre au Canada, a besoin d'être corrigée le plus rapidement possible au moyen d'investissements dans la recherche pour améliorer la productivité. Parmi les nombreux domaines à considérer, la cybersanté constitue une frontière technologique que l'on peut mettre au service d'un suivi efficace et prompt de la qualité de l'accès pour les patients et d'une exploration des manières de réduire les coûts et augmenter la productivité.

Les soins de santé sont la plus grande industrie du savoir au Canada. Le fait que ce sera la dernière à être numérisée et qu'elle soit, de ce fait, privée d'avantages considérables au Canada et d'éventuels débouchés sur les marchés mondiaux, dépasse l'entendement. Parmi les obstacles à la numérisation, on citera les frais initiaux qui sont considérables, le souci de protéger les renseignements personnels et le fait que l'on ne soit pas arrivé à établir la connectivité entre tous les points de soins aux patients, en particulier pour ce qui est des dossiers de ces derniers au bureau de leurs médecins. Certaines provinces ont fait des progrès notables dans ce sens, mais il reste encore beaucoup à faire pour que le Canada soit un chef de file, au lieu d'être à la traîne par rapport aux autres pays sur cette importante frontière qu'est la technologie dans le secteur de la santé.

Le Canada souffre en outre d'un manque énorme au niveau du commerce des technologies de la santé. Le commerce dans le domaine de la santé ne fait pas partie de notre culture et nous ne savons pas exploiter les possibilités en matière d'acquisitions qu'offre un marché à payeur unique. Jusqu'à présent, les appels à l'action lancés par divers chefs de file respectés, dont le Dr Friesen, n'ont guère été entendus. Pouvons-nous cerner sur le marché national des débouchés prometteurs pour l'exportation? La réussite passe plus vraisemblablement par les impératifs du marché que par les pressions de la technologie.

Changer le contexte mondial de la recherche en santé

Le monde devient de plus en plus petit sous l'effet de nouveaux protagonistes influents, de l'augmentation de la migration volontaire et involontaire des gens et de la disparition des obstacles à la mise en commun des idées et de l'information.

D'un côté nous avons de nouvelles économies dynamiques de grandes tailles comme la Chine, l'Inde et le Brésil, avec des services de santé en pleine expansion, un enseignement supérieur et des compétences techniques qui se développent à vive allure, mais il existe toujours des écarts considérables entre les niveaux de richesse et de santé à l'échelle nationale. Pensez aux implications pour la santé et pour les services de santé en Chine quand on améliore les services pour un quart de la population mondiale, quand 30 millions d'habitants quittent chaque année la campagne pour s'installer dans les zones urbaines, quand l'on a une économie mue par une main d'oeuvre travaillant 24 heures sur 24, 7 jours sur 7, et avec les retombées démographiques de la politique limitant le nombre d'enfants par famille à un seul enfant. Des défis monumentaux attendent la Chine!

À l'autre extrémité, dans de nombreux pays africains, on a des économies qui végètent, un grand nombre d'habitants vivant dans la pauvreté, des sécheresses dévastatrices, des épidémies de maladies, des migrations provoquées par des conflits ou par le climat, des familles qui se désagrègent, un enseignement rudimentaire, des conflits tribaux et un gouvernement inefficace. On retrouve certains de ces problèmes au Canada chez les populations autochtones et dans les régions rurales pauvres.

Il faut que nous comprenions les sociétés qui prospèrent comme celles en déclin. Comment ce que leur réserve l'avenir et les problèmes qu'elles rencontrent influent-ils sur notre économie, notre propre société et notre environnement? Comment pouvons-nous apporter une contribution positive au bien-être de l'humanité au-delà de nos frontières? Pour être efficaces dans nos rapports, nous avons besoins de gens qui sont prêts à aller vivre et apprendre dans ces pays pour pouvoir comprendre les différences, bâtir des réseaux de collègues et instaurer un climat de confiance mutuelle. Les universités et les collèges préparent-ils comme il faut les étudiants pour de telles responsabilités? Est-ce un handicap pour les corporations d'avoir une culture presque exclusivement nord-américaine? Les gouvernements apportent-ils un soutien pour des apprentissages sur le terrain au sein d'ONG ou de compagnies privées à l'étranger pour permettre l'acquisition de cette expérience?

Les établissements d'enseignement supérieurs au Canada sont essentiellement le produit d'un patrimoine culturel occidental renforcé par la culture des premiers immigrants. Il est nécessaire à présent d'élargir l'horizon géopolitique pour englober le reste du monde, pour comprendre comment son développement influera sur l'avenir du Canada et pour déterminer comment nous pouvons mieux nous préparer à contrôler ces incidences. En même temps, il faut que nous comprenions mieux les nouvelles collectivités créées au Canada par l'immigration récente.

Soutenir les centres de recherches pour des études sur la diaspora dans nos universités ainsi qu'un programme de recherches internationales pour acquérir de l'expérience sur le terrain à l'étranger sont donc de formidables occasions pour le gouvernement fédéral ainsi qu'une priorité logique pour les investissements. Quelle excellente occasion pour les universités de faire preuve de leadership et d'influer ensemble sur le programme d'action pour cet horizon culturel plus large. La santé, prise au sens le plus large, est un secteur se prêtant tout particulièrement bien à des programmes de partenariat visant à créer une compréhension mutuelle, au Canada comme à l'étranger.

Développement sanitaire international

La santé dans les pays les plus pauvres est à la fois notre plus grand débouché mondial et notre plus grande obligation morale. On nous parle dans les grands titres de la dévastation causée par le VIH, tant au niveau individuel que familial et communautaire. Derrière ces titres, il y a aussi d'autres histoires terrifiantes – des maladies dévastatrices comme la malaria et la tuberculose, des taux choquants de mortalité infantile et maternelle pendant l'accouchement, et des pertes inacceptables d'enfants à cause d'infections aisément évitables au moyen de vaccins et de mesures d'hygiène élémentaires.

Les débouchés sont bien réels et n'attendront pas. Compte tenu des dangers de pandémie, nous sommes tous responsables de la protection de la santé mondiale. Nous bénéficierions tous des économies d'échelle et de champs que permettraient des recherches comparatives et en collaboration. La migration du Sud vers le Nord amenant sur le pas de notre porte des cultures et des structures de morbidité fort diverses, mieux comprendre et intervenir devient une simple question d'intérêt accru pour ce qui se passe chez nous.

L'obligation morale que nous avons est de nous attaquer à l'injustice flagrante qui existe au niveau de la santé et du développement, en renforçant la capacité locale. Si des services médicaux sophistiqués sont offerts dans les villes plus riches, les soins de santé primaire les plus élémentaires ne sont pas disponibles dans les bidonvilles urbains et dans les régions rurales.

Pour la plupart des pays en développement, le financement des soins de santé par l'État n'est pas une priorité. Les ministères de la Santé de ces pays manquent de pouvoirs et de personnel et sont débordés et ils ne sont guère à même de fixer des priorités, de planifier ou de mettre des programmes en œuvre. Ils ne peuvent pas non plus faire face aux exigences des donateurs internationaux, tant publics que privés qui, bien que plein de bonnes intentions, créent toutes sortes de distractions. Les conditions dans lesquelles travaillent les professionnels de la santé sont décourageantes et les médecins et les infirmières sont nombreux à migrer vers des pays plus riches dans lesquels la demande pour leurs services est insatiable.

Serait-ce à dire que la situation des pays les plus pauvres est désespérée? Non. Il existe d'excellents exemples de progrès considérables. Qui aurait cru, il y a cinq ans, qu'il serait possible d'avoir en Afrique deux millions de personnes inscrites pour un traitement du VIH! Il est tout à fait époustouflant que, en dépit des pires inondations au Bangladesh au cours des vingt-cinq dernières années, la mortalité infantile ait été quasiment nulle cette année grâce à des interventions d'urgence efficaces des services sanitaires nationaux. Il est tout à fait remarquable que les applications de cybersanté aient été rapidement adoptées pour la messagerie textuelle dans le domaine des soins de santé primaires et pour le remplacement des dossiers médicaux sur support papier par des fichiers électroniques! Les défis n'en demeurent pas moins majeurs et des investissements substantiels dans la recherche s'imposent pour pouvoir comprendre comment tirer parti des technologies qui marchent bien et des innovations locales en matière de prestation de services.

Jamais on a vu autant d'aide internationale consacrée largement, mais pas exclusivement, à la lutte contre le VIH, témoignage du consensus international quant à l'atteinte des Objectifs du Millénaire pour le développement. Comment la recherche peut-elle rendre plus rentable cet investissement financier mondial sans précédent? Comment peut-elle contribuer à une plus grande efficacité des politiques, de la planification et de la prestation des soins de santé de base pour tous?

1. Il faut insister sur la valeur de la recherche pour la santé. Les ressources étant limitées, il est d'autant plus important d'avoir des preuves afin d'en faire le meilleur usage possible, ce que la Commission sur la recherche en santé axée sur le développement a appelé « recherches essentielles nationales en santé » (Essential National Health Research).

2. Il faut promouvoir les partenariats de recherche entre les institutions canadiennes et celles du Sud pour certains enjeux prioritaires spécifiques et, ce faisant, renforcer le rôle en termes de recherche des centres universitaires de santé dans les pays à faible revenu.

3. Il faut que les IRSC animent un forum sur le développement du Conseil national de recherche pour promouvoir l'évolution et le leadership de ces institutions nationales essentielles dans certains pays à faible revenu.

4. Il faut créer de nouveaux cheminements de carrière en santé publique mondiale, en combinant service et recherche, afin de produire de nouvelles cohortes de jeunes chefs de file crédibles et capables.

L'Académie canadienne des sciences de la santé a là une excellente occasion de fixer clairement pour priorité de régler la question des injustices qui existent en termes d'accès aux soins de santé de base à l'échelle mondiale, en faisant fortement pression sur le gouvernement fédéral pour qu'il augmente l'aide au développement pour qu'elle atteigne 0,7% du PIB.

L'objectif global devrait être que le Canada retrouve le rôle de chef de file dans le domaine de la recherche en développement international qu'il avait assumé à l'initiative du Premier ministre Pearson il y a quarante ans, lorsque nous avons fondé le Centre de recherches pour le développement international (CRDI).

Le Canada devrait créer un cheminement de carrière en santé publique internationale qui commencerait par deux années d'expérience à l'étranger. Cette expérience devrait porter sur des problèmes de santé spécifiques, pas seulement sur « la pratique de la médecine à l'étranger ». Elle devrait inclure des compétences cliniques reconnues par les collèges professionnels comme le Collège royal des médecins et chirurgiens du Canada ou par des établissements d'enseignement. Et, tout comme il est nécessaire de préparer la prochaine génération d'étudiants de troisième cycle pour la recherche en santé, nous devons aussi développer des carrières intéressantes en santé publique, nationale et internationale, pour tirer parti de l'intérêt grandissant des jeunes professionnels de la santé.

En conjonction, il serait important d'investir dans le renforcement de l'enseignement des sciences de la santé publique internationale dans plusieurs universités canadiennes en collaboration avec des partenaires à l'étranger.

Les Canadiens veulent tendre la main aux plus défavorisés, ici et à l'étranger. Le défi consiste à créer des débouchés intéressants en santé internationale pour inciter nos meilleurs sujets à établir et entretenir des partenariats et un climat de confiance durable.

Rendement de l'investissement dans la recherche d'intérêt public

Quand on se penche sur le niveau de financement public accordé à la recherche, on doit s'interroger sur le rendement économique de l'investissement dans des emplois très spécialisés dans des entreprises qui réussissent et dans la création de richesses au Canada. Avec la perte d'emplois dans les industries manufacturières et de services dans les pays industrialisés, les gouvernements investissent dans la recherche et la commercialisation dans l'espoir de participer à l'économie du savoir. Le Canada ne fait pas exception à cette règle mais le rendement des investissements dans la recherche, en termes du nombre d'entreprises créées, n'est pas à la hauteur des attentes compte tenu de la qualité exceptionnelle de la recherche. Quelques universités ont attiré un capital risque substantiel et fondé des partenariats commerciaux, mais la majorité d'entre elles ne sont pas arrivées à signer suffisamment de contrats pour justifier des investissements massifs dans de l'information commerciale à jour et un mentorat spécialisé en affaires. Par ailleurs, contrairement aux États-Unis, le Canada a très peu de compagnies en position de recevoir la R&D.

Nous devons trouver de meilleures façons de surmonter les handicaps naturels associés à notre géographie et au faible niveau d'attraction des besoins. Avons-nous besoin de capacité additionnelle pour combler nos lacunes en termes de traduction des idées entrepreneuriales en innovations économiques et sociales fructueuses? Que faudrait-il pour avoir un intermédiaire qui marche?

- Une grappe qui favorise la convergence des sciences, des affaires et des capitaux de risque
- L'accès à une masse critique de recherches de qualité exceptionnelle et à un large éventail de disciplines
- Un appel mondial pour attirer idées, entrepreneurs et capitaux
- Un flux d'affaires justifiant l'emploi de personnel d'expérience pour le transfert de la technologie et le mentorat en affaires tournés vers le marché

- Une culture qui salue l'initiative entrepreneuriale et la réussite en affaires

Décrivant la « géographie de l'innovation », le nouveau Torontois Richard Florida cite le prix Nobel Robert Lucas :

Les concentrations de gens alliant créativité et talent sont particulièrement importantes pour l'innovation. Les idées circulent plus librement, sont mieux affinées et pourraient être mises en pratique plus rapidement lorsqu'un grand groupe d'innovateurs, de gens d'action et de bailleurs de fonds sont constamment en contact entre eux, dans leurs bureaux et à l'extérieur. Les gens créatifs se regroupent non seulement parce qu'ils aiment être ensemble ou parce qu'ils préfèrent les centres métropolitains aux nombreux avantages pratiques, même si ce sont là des éléments importants. Ces gens-là, tout comme leurs entreprises, se regroupent à cause des avantages considérables en termes de productivité, d'économies d'échelle et des débordements de savoir qui vont de pair avec ce type de densité.

Pour parvenir au type de grappe décrit par Lucas, nous avons lancé MaRS en 2000, une organisation indépendante à but non-lucratif ayant pour vocation l'optimisation de l'impact social et économique de l'innovation au Canada. Avec un financement privé et, plus tard, un soutien financier des gouvernements provincial et fédéral, les terrains vétustes du Toronto General Hospital à l'intersection de l'avenue University et de la rue College ont été achetés. Le site a un intérêt stratégique, étant au coeur du Discovery District à Toronto, l'un des principaux centres universitaires et hospitaliers de recherche en Amérique du Nord.

La Phase I de MaRS a ouvert en septembre 2005, sous la direction d'Ilse Treurnicht, chef de la direction. Ses locaux de recherche et de bureaux sont co-occupés par plus de 70 organisations dont 27 entreprises en incubation, des laboratoires de recherche à la pointe du progrès pour le University Health Network, le Hospital for Sick Children et l'Ontario Institute for Cancer Research, des entreprises de biotechnologie, des sociétés de capital risque, des groupes de transfert de technologie, des fournisseurs de services aux entreprises et des organismes de réseautage.

Tous les locaux de la Phase 1 étant maintenant occupés, une Phase II substantielle est en cours de réalisation en partenariat avec l'un des plus grands concepteurs d'installations scientifiques d'Amérique du Nord.

Si la situation géographique est importante, MaRS est cependant bien plus que de l'immobilier. Le MaRS Venture Group est une équipe interfonctionnelle comprenant des investisseurs chevronnés, des conseillers connaissant bien le marché, des spécialistes de la technologie et des entrepreneurs expérimentés. Ensemble, ils guident les nouvelles entreprises en matière d'expansion et des façons de s'y retrouver dans le processus complexe de la commercialisation et de la croissance qui en résulte. MaRS Events et MaRS Learning Programs favorisent les interactions entre les investisseurs et les entrepreneurs et aident à combler les lacunes dans les connaissances relatives au processus de commercialisation.

La plaque tournante que constitue le MaRS Centre a été très utile pour la convergence de ses locataires et le rassemblement en groupes dans son Colla-boration Centre. Mais le pouvoir de MaRS est multiplié par son réseau virtuel en ligne qui permet à des unités d'innovation et à d'autres regroupements à travers le Canada de participer aux programmes. Les valeurs directrices sont la collaboration et l'inclusivité, plutôt que la compétition et l'exclusivité, en étant conscients que le pouvoir augmente de façon exponentielle avec le nombre de collaborateurs. Dans l'économie du savoir, plus celui-ci est mis en commun, plus sa valeur augmente.

Pouvons-nous faire marcher le concept de MaRS pour promouvoir la com-mercialisation efficace des innovations, pour aider les entreprises débutantes à devenir des compagnies solides et compétitives sur le marché mondial? Pourrions-nous le faire à une échelle telle que nous deviendrons l'un des endroits – quelques douzaines dans le monde entier – décrits par Richard Florida qui sont compétitifs et à la pointe du progrès? Pourrions-nous créer une entité nationale ayant pour valeurs directrices l'inclusivité et la collabo-ration et qui serait considérablement plus puissante que ses composantes provinciales? Unis, nous ressortirons sur la carte du monde de Richard Florida. Divisés, nous serons invisibles.

Des réussites majeures en matière de commercialisation sont d'une im-portance cruciale, pas seulement pour assurer la participation du Canada à l'économie du savoir, mais aussi pour appuyer et renforcer l'engagement des secteurs publics et privés envers la recherche, cette activité si essentielle pour nos établissements d'enseignement.

Conclusion

L'évolution de la recherche en santé au Canada s'est avérée dynamique et notable. Les institutions sont solides. Le leadership a été visionnaire. De plus en plus, nos scientifiques sont reconnus sur la scène mondiale. Les gouvernements ont fait de la recherche un important outil de développement économique et social et de compétitivité internationale.

L'horizon de la recherche en santé est infini en termes de l'éventail des disciplines intellectuelles concernées et de l'envergure des problèmes à traiter tant au niveau local qu'international. Les résultats de la recherche pourraient potentiellement transformer la vie des personnes désavantagées et handicapées au Canada comme à l'étranger. De plus, on pourrait assurer le rendement des investissements économiques au moyen d'une productivité accrue des entreprises dans le secteur de la santé et de la commercialisation novatrice des découvertes de la recherche.

Aucun autre secteur n'offre des possibilités de carrière aussi variées et autant d'occasions de contribuer véritablement que la recherche en santé. Pour la Conférence Friesen, un point de vue santé-centrique sur l'univers est certainement autorisé!

Au moment où les gouvernements s'attèlent à la tâche ardue de décider le niveau de financement, les priorités pour les investissements et la restructuration des organismes fédéraux qui subventionnent la recherche, les académies canadiennes ont un rôle essentiel à jouer en tant que conseillères informées, de porte parole crédibles et indépendantes et d'ambassadeurs de solutions typiquement canadiennes.

Les défis et le changement continueront, mais l'excellence en recherche doit être prise au sérieux de façon durable. Le déterminant le plus important de la réussite dans la recherche et dans sa gérance continuera d'être des gens de talent. Sortiront de leur lot de nouveaux chefs du file de la stature d'Henry Friesen, des chefs du file qui veilleront à ce que le Canada soit éminemment visible sur l'horizon infini de la recherche en santé.

Biographie

En tant qu'enseignant, fondateur, président et homme d'État du domaine médical, le Dr **John R. Evans** joue depuis 35 ans un rôle central dans les secteurs de la santé, de la recherche et de l'innovation au Canada. En sa qualité de président de la Fondation canadienne pour l'innovation, le Dr Evans a contribué à la création d'un milieu dynamique pour l'innovation et au développement de la recherche de pointe. Il est actuellement président de la Torstar Corporation et du Centre de la découverte MaRS, un organisme sans but lucratif qui réunit les milieux universitaires, scientifiques et des affaires dans le but de faciliter la commercialisation de la science universitaire au Canada.

Alors qu'il était doyen fondateur de l'école de médecine de l'Université McMaster, il a délaissé les modèles traditionnels pour établir de nouveaux points de référence pour la formation de médecins efficaces. Dans le cadre de ses fonctions de directeur fondateur du Service de la population, de la santé et de la nutrition de la Banque mondiale, il a conçu des programmes dans le domaine de la santé de la population qui sont maintenant mis en œuvre à l'échelle mondiale. En tant que président-directeur général de Allelix Inc., il a fondé la première entreprise de biotechnologie au Canada, créant ainsi un modèle pour l'industrie canadienne de la biotechnologie. Il a aussi été président de l'Institut de recherche en services de santé, la Fondation Rockefeller et l'Université de Toronto.

Le Dr Evans a reçu son diplôme en médecine de l'Université de Toronto en 1952 et a ensuite étudié la cardiologie et la médecine interne à Londres, en Grande-Bretagne, puis à Boston et à Toronto. Boursier de la fondation Cecil Rhodes, il a reçu un doctorat de l'Université Oxford en 1955. Depuis, le Dr Evans a reçu des distinctions honorifiques de 15 universités. Il est Compagnon de l'Ordre du Canada et Officier de l'Ordre de l'Ontario. En 2000, le Dr Evans a fait son entrée dans le Temple de la renommée médicale.

Colophon

Achevé d'imprimer

This book was set in Dutch typographer Martin Majoor's neo-humanist typeface Scala (FontShop International, Berlin, 1991), using both the serified and unserified (sans serif) versions, and taking advantage of the full range of the set, including small caps, Old Style figures, and italics. Body copy is set in 10/13 Scala, with subheads in 10/13 Scala Sans. Headlines are set in 12/16 Scala Sans caps.

Editor: Anthony Luengo
Design: Willem Hart

The book was designed with the InDesign layout program, using the optical setting and taking advantage of the plus or minus tracking feature as appropriate.

Le présent ouvrage a été composé en utilisant le caractère néo-humaniste Scala du typographe hollandais Martin Majoor (FontShop International, Berlin, 1991), les versions avec et sans empattements, et en tirant partie de toute la gamme, y compris les petites capitales, les formes elzévir, et les italiques. Le corps du texte est composé en Scala 10/13 avec des sous-titres en Scala Sans 10/13. Les titres sont composés en capitales Scala Sans 12/16.

Révision: Anthony Luengo
Graphisme: Willem Hart

Le présent ouvrage a été conçu avec le logiciel de mise en page InDesign, en utilisant le mode optique et en tirant partie de la fonction de crénage lorsque nécessaire.